正誤表

2024年9月3日初版発行の『一生スリムをキープ！ ストレス0%　食べ痩せダイエット』内の記載に誤りがありました。

■ P103「素材系」カテゴリーのページ数
「P42」は正しくは「P142」となります。

誤）素材系
→ P42 ～

正）素材系
→ P142 ～

お詫びして訂正させていただきます。

2024年9月現在

Contents

第2章
ルールはたったひとつ！ さあ、ゲームを始めよう

第3章
超低糖質で美味しい！ 感動ダイエットレシピ

第4章 疑問や不安を一挙に解決! 食べ痩せダイエットQ&A

第5章 ダイエットに必要な気づきとは？ 僕のダイエットHISTORY

※この本では「糖質制限」について紹介していますが、妊婦さんや成長期のお子さん、高齢者、持病のある方などにとっては不向きであったり、おすすめできない場合があります。医師や管理栄養士などの専門家に相談のうえ、実践してください。

STAFF
ブックデザイン／松山千尋（AKICHI）　イラスト／速水ねるこ
撮影＆スタイリング（P98〜144）／さくらいしょうこ
調理補助／笠原知子、磯村優貴恵　DTP／山本深雪（G-clef）
校正／文字工房燦光　編集協力／加曽利智子
編集担当／今野晃子（KADOKAWA）

プロローグ

この本を手にとったあなたは、今まで様々なダイエットに挑戦したが失敗し、挫折し、リバウンドを繰り返してきたんだろう。僕もそうだった。

何をやっても痩せられない。もう何を信じたらいいのかわからない。自分にはダイエットなんて無理だ……。そう諦めている人も多いだろう。

「何を食べて、どうすれば痩せるのかを早く知りたい」と思っているかもしれないが、まずはこれを読んでみてくれ。

最近体重が増えてきたのが気になっていた「後輩」が、ずっと太っていた大学時代のサークルの先輩「僕」と再会したところ、見違えるほどスリムになっていた。その姿を見て、後輩が先輩から痩せた真相を聞き出そうとする物語だ。

出会い

僕（先輩）にはお気に入りのカフェがある。
今日もカフェでホットのソイラテを飲んでいた。
カランカラン。
女性が入ってきた。

後輩
「あれっ？　先輩ですか？　先輩ですよね？」

僕
「ん？　ああ、久しぶりだね」

後輩
「先輩、めちゃくちゃ雰囲気変わりましたね！　すぐには気がつきませんでしたよ」
僕
「そうかな」
後輩
「そうですよ！　っていうか痩せましたね！」
僕
「ああ」
後輩
「あれだけ、『どんなダイエットを試しても痩せられないから、もういいや！』って言ってた先輩がどうしたんですか」
僕
「まあ、いろいろあってね」

後輩
「いろいろって何ですか！　私にも教えてくださいよ！」
僕
「うーん……」
後輩
「お願いしますよ！　知りたいです！」
僕
「ダイエットしたことある？」
後輩
「ありますよ、何度も！　成功したことはないですけど……。だってダイエットって我慢しなきゃダメだから続かないんですよ」
僕
「なるほどね」

後輩
「痩せる方法があるなら、知りたいです！」
僕
「そうか……。それじゃあ、今度僕の家においでよ。真実を伝えるよ」
後輩
「真実を伝える……ちょっとよくわかりませんが、ぜひ伺います！」

こうして、その日は昔話に花を咲かせた後、解散した。

コーラの真実

後輩　「おじゃまします。今日はダイエットの秘訣を聞きに来ました」

僕　「ん？　誰がダイエットの秘訣を教えるなんて言った？」

後輩　「あ、そうでした。真実を伝える、でしたね。お願いします」

僕　「まあ、そんなに急がないでゆっくり話そう。そこに座ってくれ。暑かっただろ？キンキンに冷えたコーラでも飲んで」

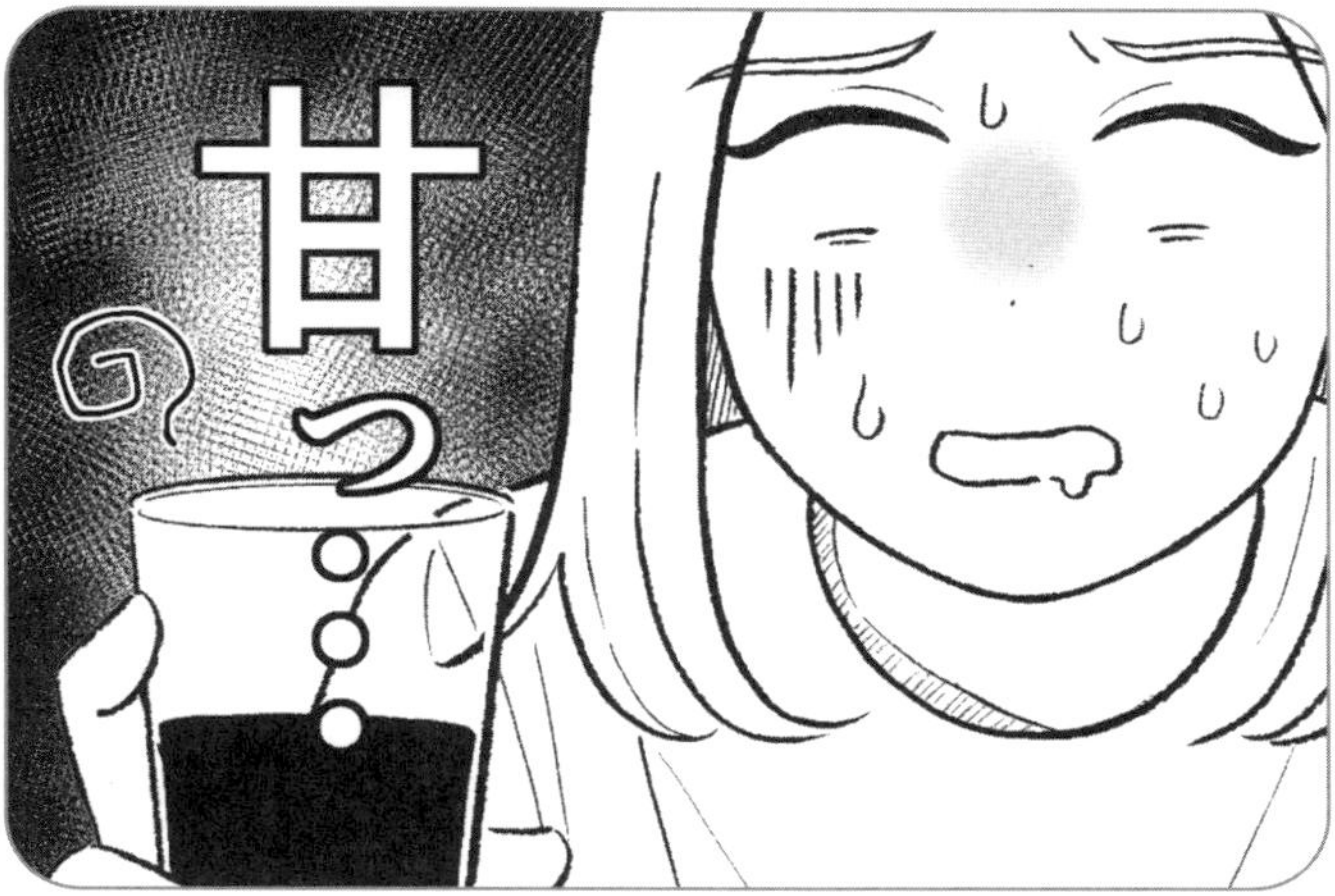

後輩
「ありがとうございます！　すごく冷たくて美味しい！」
僕
「冷えててめっちゃ美味しいよね。
　さてと……。ここにもうひとつグラスに入った飲み物があるんだ、飲んでみてくれないか」
後輩
「何ですかこれ？」
僕
「まあ、とりあえず飲んでくれ」
後輩
「うえええええ！　何ですかこれ！

甘っ！

甘ったるくて飲めたもんじゃないですよ！」

僕

「それ、さっき君が冷たくて美味しいって言ってたコーラだよ。常温で置いておいて炭酸を抜いただけさ。中身は同じだよ」

後輩

「そうなのか……同じもの……。こんな甘ったるいの飲んでたのか……」

アイスクリームの真実

僕

「さて、これもどうぞ。冷たーく凍らせたアイスクリームだ」

後輩

「えっ？　いいんですか？　ありがとうございます！　めちゃ甘くて美味しい！」

僕

「冷たくてなめらかで、美味しいよね。
それでは……。
これを飲んでくれないか……」

後輩

「何だか嫌な予感がしますけど、飲みますね……」

僕
「さあ、どうぞ」
後輩
「うえええええ！　これはダメだ！　甘すぎる！　練乳みたい！

甘すぎて飲めたもんじゃないですよ！」

僕
「それ、君が美味しいって食べたアイスクリームだよ。コップに入れて常温で溶かしただけで、中身は一緒だよ」
後輩
「えええええ！　そうなんですか？　こんなのを美味しいって食べてたんですか？　怖い……」
僕
「そうだね。美味しいって食べてたね」

後輩
「ということは、コーラもアイスクリームもダイエットするなら飲んだり食べたりしちゃダメってことですね」
僕
「ん？」
後輩
「え？」
僕
「んんん？」
後輩
「はい？」
僕
「何て？」

後輩　「いやいや、コーラやアイスクリームはダメってことじゃ……」

僕　「誰もそんなことは言ってないよ」

後輩　「え？」

僕　「今日は、何を伝えるって話だっけ？」

後輩　「え？　えええっと……あ、真実を伝えるでしたね」

僕　「そう、真実をただ伝えただけだよ」

後輩　「んんん？　ということはコーラもアイスクリームも食べていいんですか？」

僕
「それは君が決めることだ。僕はどっちでも構わない。君が食べたいと思うなら食べればいいいんじゃないかな」

後輩
「食べたいと思うなら……」

僕
「そう、僕は真実を伝えるだけ。決めるのは全て君なんだ」

後輩
「全て自分で決めること……」

僕
「今日はこれくらいにして、また今度話そうか」

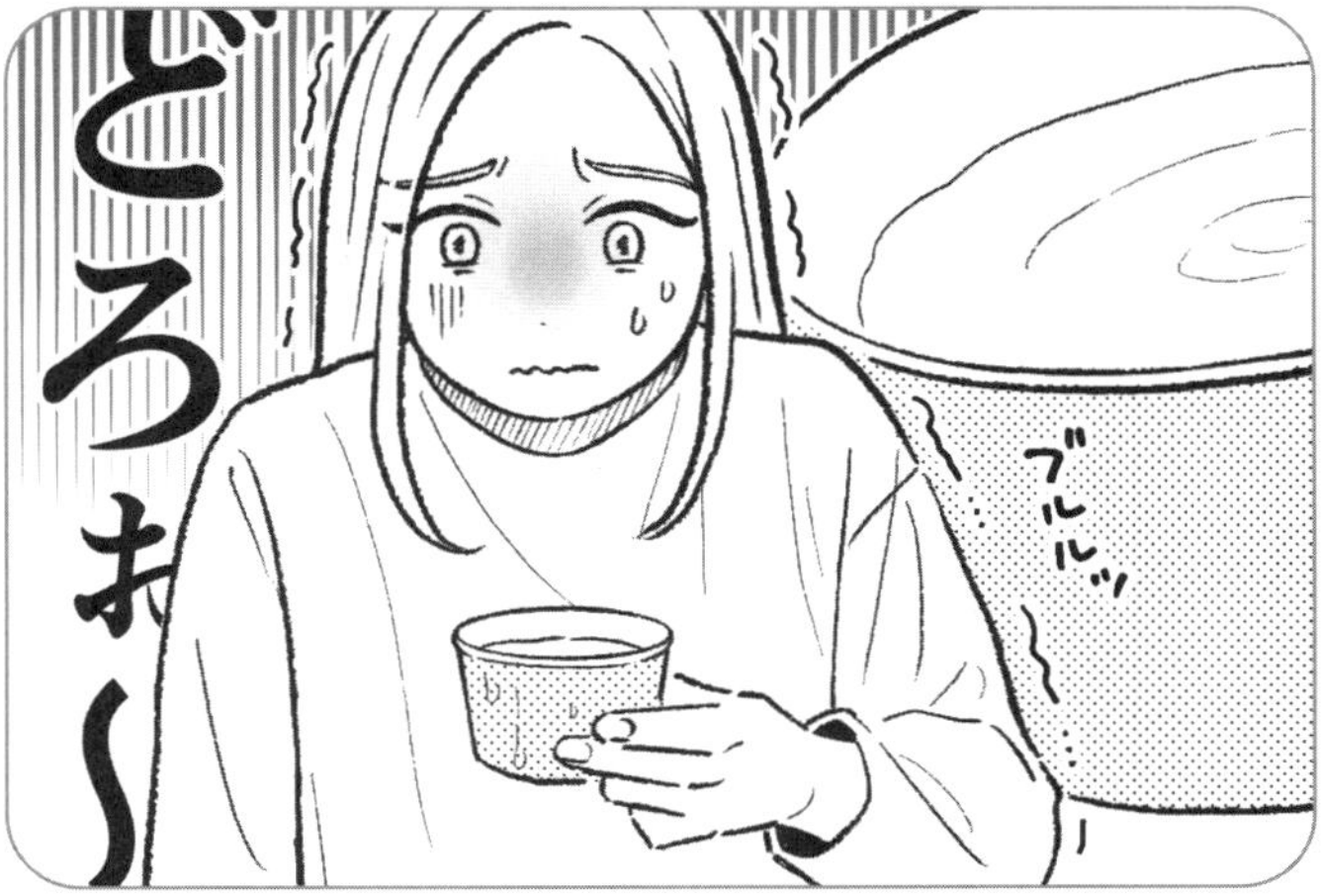

白米の真実

後輩
「先輩こんにちは。今日もダイエットの秘訣を聞きに来ました」
僕
「だから、真実しか伝えないって」
後輩
「あっ、そうでしたね。今日も真実をお願いします」
僕
「よし、それじゃあ、さっそくだけど、これ知ってる？」
後輩
「えっ？　これってスティックシュガーじゃないですか」

僕
「そうだよ、見たことある？」
後輩
「馬鹿にしないでくださいよ。知ってますよ。コーヒーによく入れてますから。これは1本3g入りですね。うちにもたくさんありますよ」
僕
「そうか、それじゃあ、1本だけでいいから直接食べてくれないか」
後輩
「えええ？　嫌ですよ！　こんなの直接食べたら太りますよ！」
僕
「ん？　コーヒー飲むたびに毎回入れてるんじゃなかったっけ？」
後輩
「そ、そうですけど……じゃあ、1本だけですよ」

僕

「どうぞ」

後輩

「うあああ！　甘い！　甘すぎる！　こんなの直接食べるものじゃないですよおおおおお」

僕

「けど、コーヒーを飲むたびに入れてるんだろ？　ちなみに何本入れてるの？」

後輩

「いつもはコーヒー1杯に2本ですね」

僕

「そうか」

後輩

「まだ口の中が甘いです……」

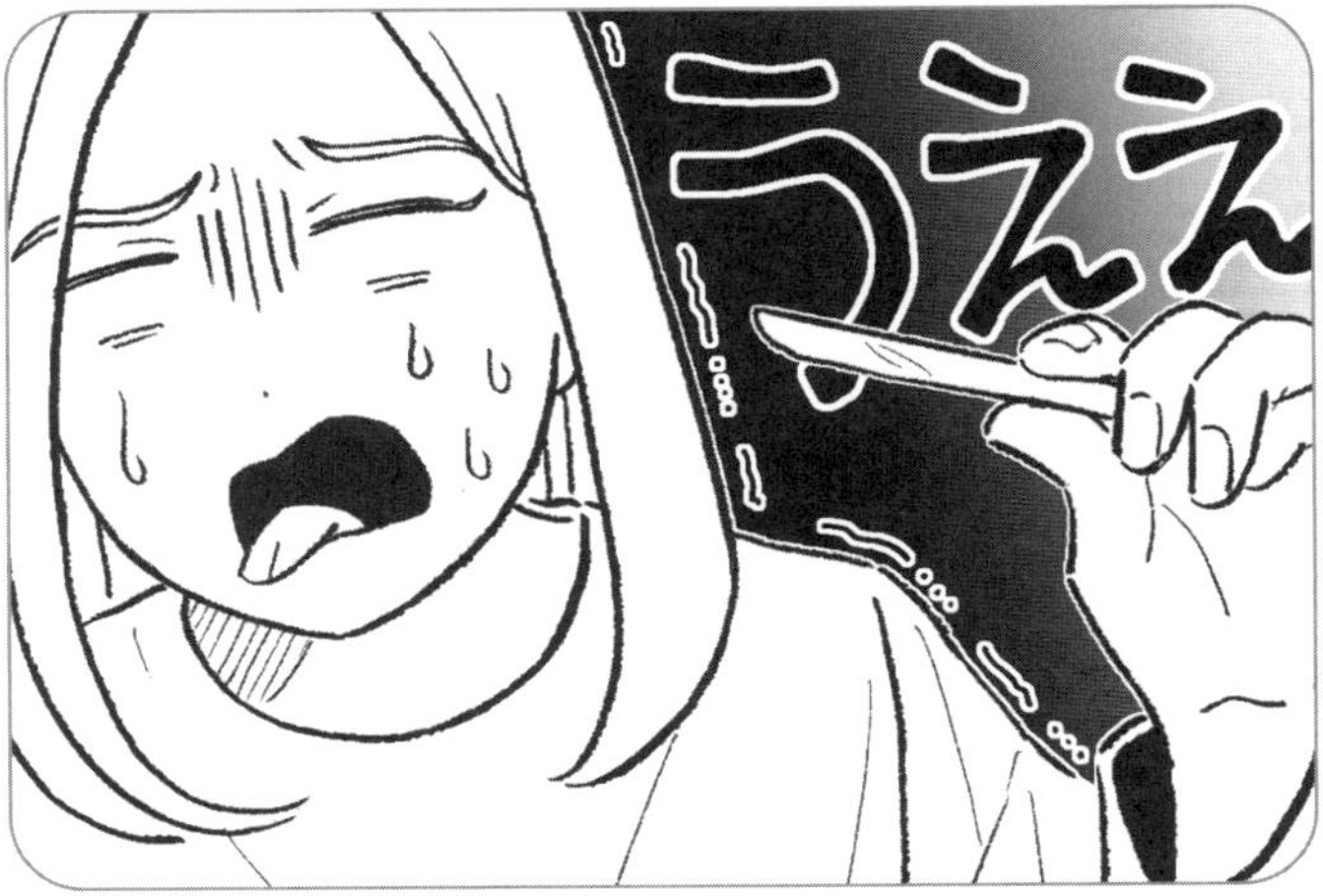
ううん

僕
「ごめんごめん、それじゃ、今日の真実にいこうか」
後輩
「えっ？　スティックシュガーだけじゃないんですか」
僕
「今日のメインの話はもうひとつ、ごはんだよ」
後輩
「ごはん？」
僕
「そう、ごはん。白米だね」
後輩
「でた！　白米ですね！　また、ごはんは食べちゃダメとか言うんでしょ？」
僕
「何でそうなるんだよ、何度も言ってるだろ、真実だけしか伝えないよ」

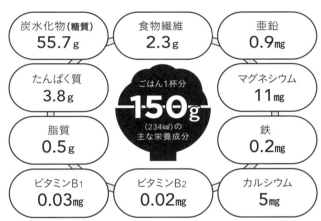

※出典：『日本食品標準成分表　2020年版（八訂）』

後輩「そうでしたね。ごはんが何ですか？」

僕「ごはんって、とっても栄養バランスがいいんだよ。知ってた？」

後輩「えっ？　先輩がごはんを褒めるって意外です」

僕「そうかな？　栄養バランスの図を見てみるかい？
すごいだろ？　こんなにもたくさんの栄養があるんだよ」

後輩
「すごいですね！　ごはんってやっぱり食べたほうがいいんですね」
僕
「ん？」
後輩
「えっ？」
僕
「話はまだ終わっていないよ。さっきのスティックシュガーの栄養素って何か知ってるかい？」
後輩
「そりゃ、砂糖でしょ？　糖質だけじゃないんですか」
僕
「そう、正解。糖質１００％」

ごはん1杯分（150g）の主な栄養成分

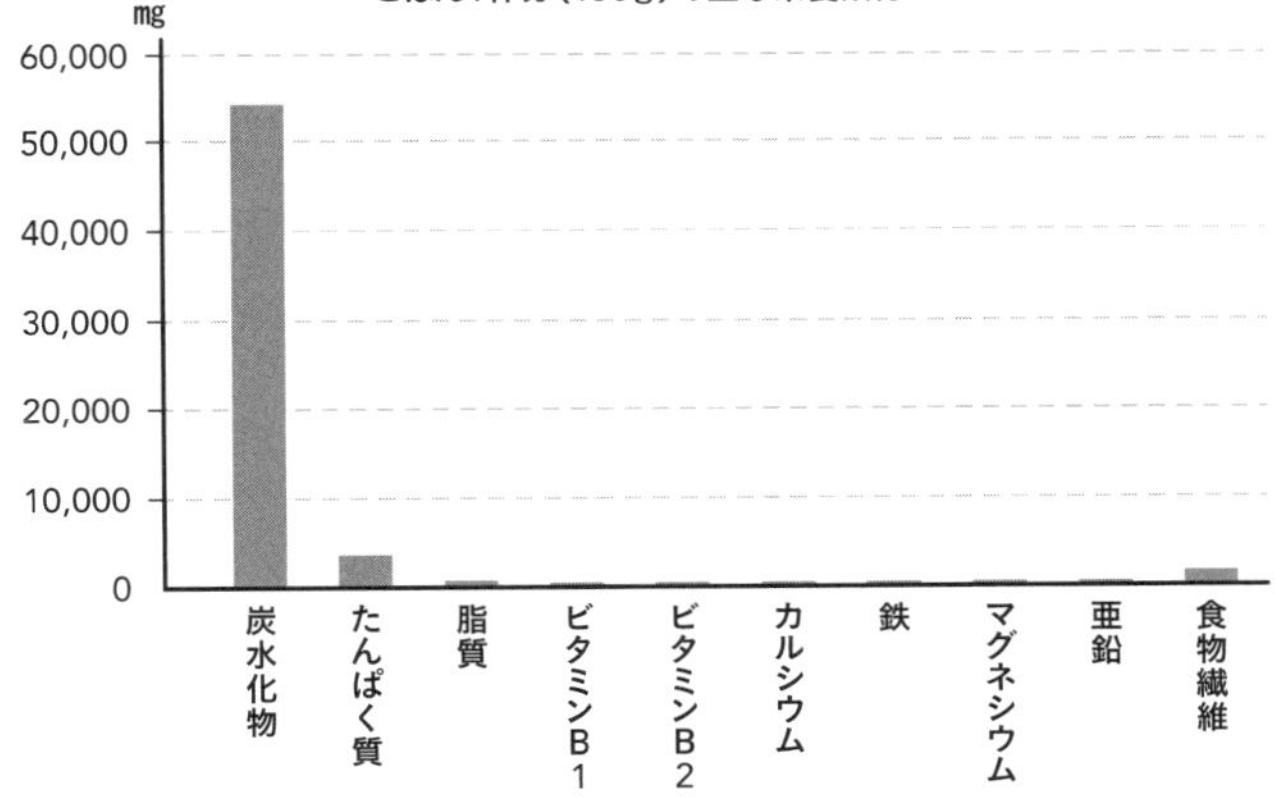

※出典：『日本食品標準成分表　2020年版（八訂）』

後輩
「そりゃそうですよね」

僕
「じゃあ、白いごはんの栄養成分を棒グラフにしてみようか」

後輩
「あれ？　白いごはんの栄養って、ほぼ糖質だけじゃないですか！　その他の栄養素って、これだけしかないの？　種類の多さだけで栄養バランスがいいって言ってるんですか？　そんなのありなの？」

僕
「ありか、なしかは知らないよ。ただ

真実を伝えてるだけ。**白米は、ほぼ糖質なんだ**」

後輩

「ん？　これってもしかして……」

僕

「何か気がついた？」

後輩

「スティックシュガーと同じ……」

僕

「具体的に言うと、お茶碗１杯のごはんの糖質は約55ｇなんだ。スティックシュガー１本が糖質３ｇだから……。お茶碗１杯のごはんを食べるということは、55ｇ÷３ｇで、スティックシュガーを18本食べるのと同じ糖質を体に入れるということになる」

後輩
「スティックシュガー18本！　ええええええ！」

僕
「最初に1本食べたよね。あれを18本。じゃあ、今から18本食べてもらおうかな」

後輩
「いやいやいやいや、やめてくださいよ！　絶対に無理です！」

僕
「冗談だよ。

けど、白いごはんならお茶碗1杯平気で食べるのに？なぜ？？？

なんならおかわりとかする人いるよね。1杯おかわりしたら、全部でスティックシュガー36本ね。これなんだよ。これ、同じ糖質なのに、形が変化しているだけで平気で食べているんだ。コーラやアイスクリームと同じだよ」

後輩

「白いごはんの糖質怖い……痩せたいなら白いごはんは食べたらダメってことですね」

僕

「何？　食べちゃダメなんて一言も言ってないけど？」

後輩

「食べてもいいんですか？」

僕

「それは君が決めることだよ。僕はどっちでも構わない。君が食べたいと思うなら食べればいいいんじゃないかな」

後輩

「食べたいと思うなら……」

僕

「まあ、今日はこれくらいにしておこうか」

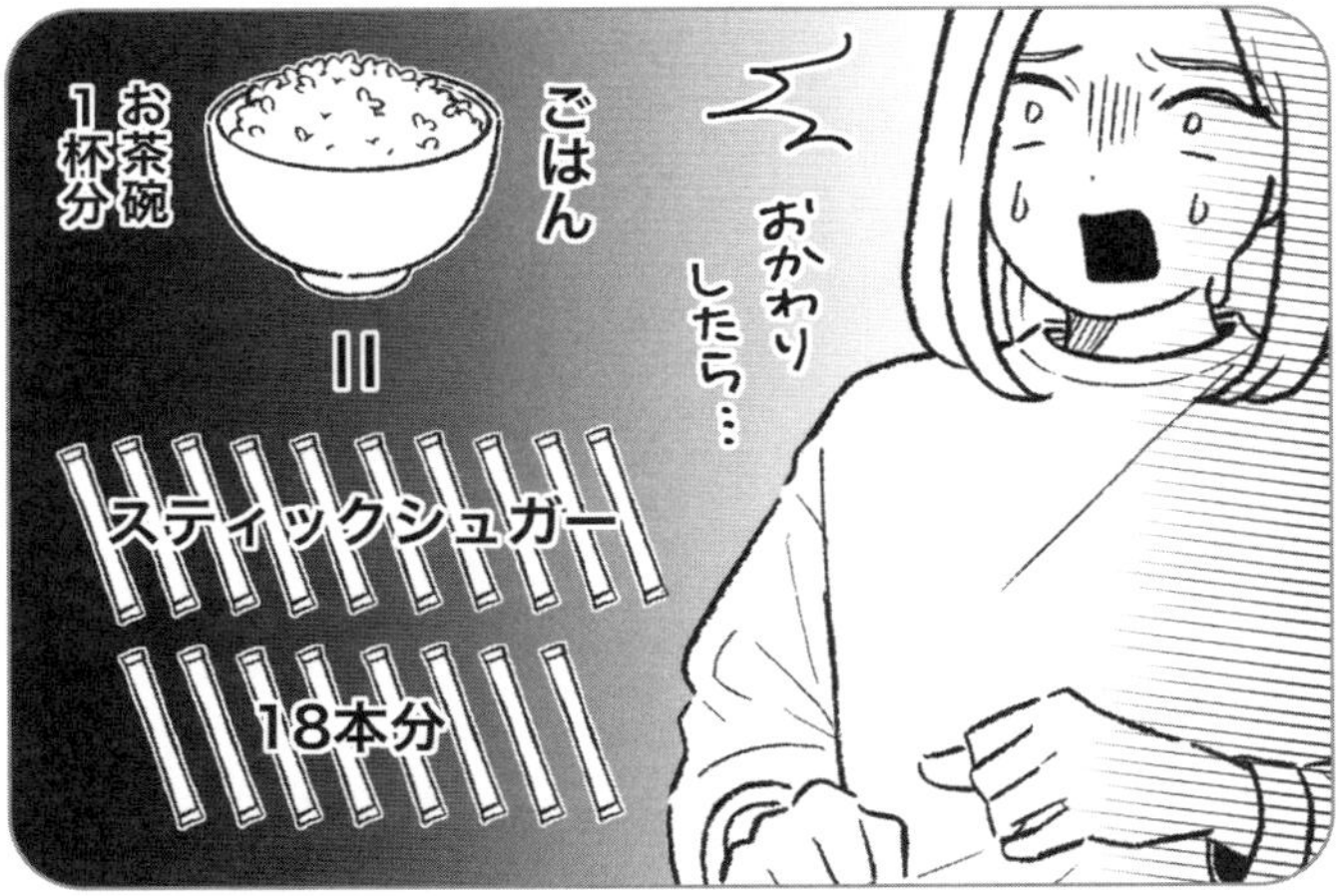
おかわりしたら…
ごはん
お茶碗1杯分
=
スティックシュガー
18本分

チョコレートの真実

後輩
「先輩こんにちは。この前、旅行に行ってきたので、お土産を持ってきました。どうぞ食べてください」
僕
「ありがとう。チョコレートだね。そうだ、ちょうどいいね、今日はチョコレートの話をしようか。チョコレートは好きかい？」
後輩
「チョコレートめちゃ好きですよ。いつも持ち歩いてるくらいですから」
僕
「そうか、チョコレートって美味しいよね。そんなに好きなら、チョコレートの原材料って知ってる？」

後輩
「えっ？　チョコレートの原材料ですか……ええっと……カカオ的な？」

僕
「ちょうどいいところにチョコレートがあるじゃないか。そのチョコレートのパッケージの裏側を見てごらん」

後輩
「裏側ですか？　あっ、これですね。えっと……、原材料名が、砂糖とカカオマスと……」

僕
「ストップ！　もう1回言ってくれ」

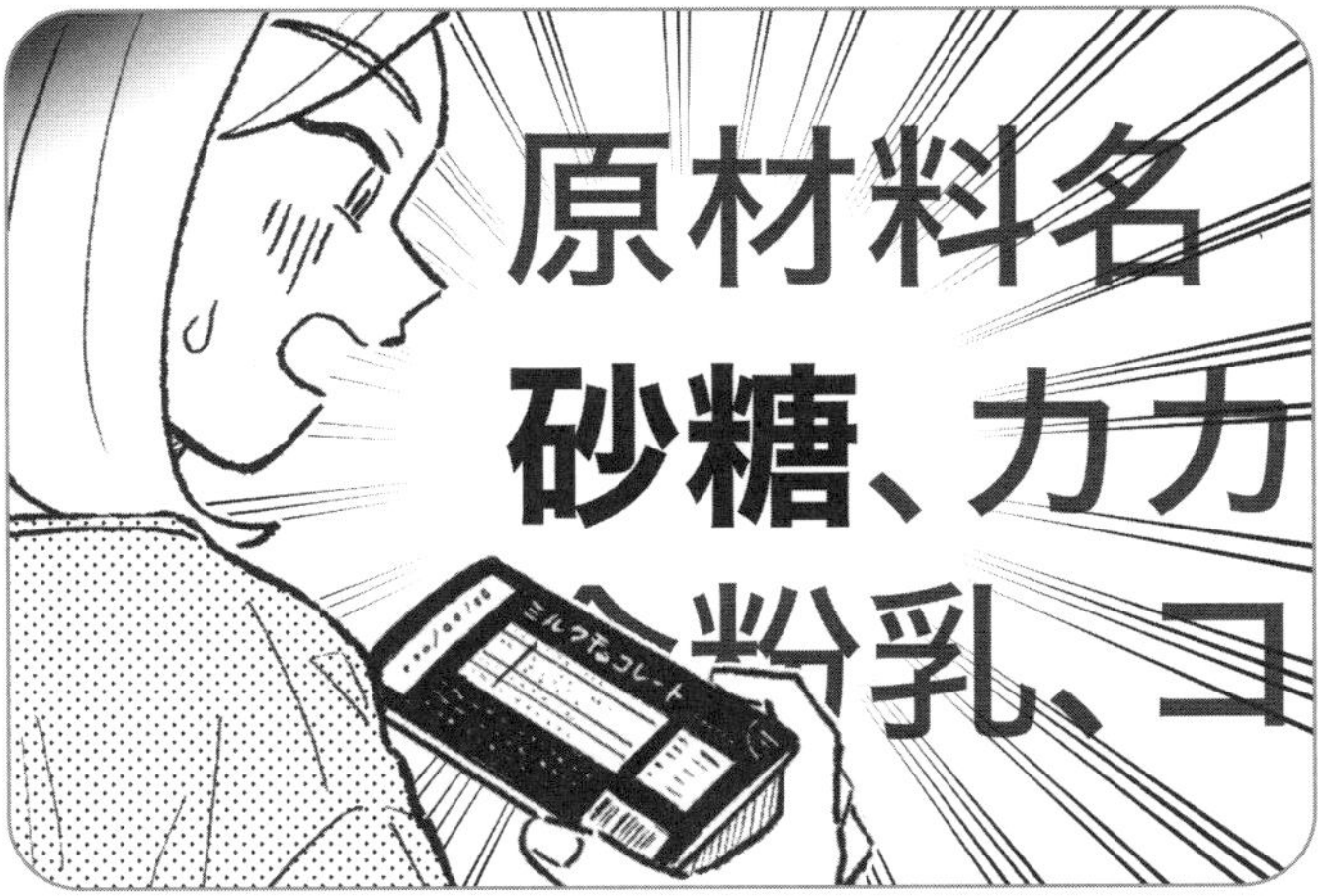

後輩
「ですから、砂糖と……」
僕
「ストップ！　それ！」
後輩
「何ですか」
僕
「今、最初に砂糖って言ったよね？」
後輩
「はい、砂糖って言いましたけど」
僕
「それだ！　それ！　食品表示の原材料名は『使用した原材料を全て重量の割合の高いものから順に表示する』というルールがある。簡単に言えば、原材料名は『その食品のなかに入っている量が多い順に書かれている』ってことだ」

後輩
「入っている物の多い順？　多い順か……。ん？　多い順？」
僕
「気がついたか」
後輩
「え？　えええええ？　砂糖が一番多いってことですか？」
僕
「そうだ。砂糖が一番多い。
チョコレートは、
砂糖の塊にカカオマスとかその他で加工したものってことだ」
後輩
「そんな……。じゃあダイエットするなら砂糖の塊のチョコレートは食べたらダメですね」

僕
「ん？」
後輩
「えっ？」
僕
「誰が食べたらダメって言ったんだよ。それは君が決めることだよ。君が食べたいと思うなら食べればいいんじゃないかな」
後輩
「砂糖の塊を食べたいと思うなら……」
僕
「そう、君の自由だよ」
後輩
「自由……」

僕

「あ、ちなみに、あんこって売ってるよね。あれもパッケージの裏側の原材料名を見てごらん。まず初めに書いてあるのは、たいてい砂糖だよ」

後輩

「えええ？　小豆よりも砂糖のほうが多いって！」

僕

「まあ、これが真実ってことさ」

後輩

「世の中が怖くなってきました」

僕

「まだまだ真実はあるよ。今日は衝撃的だったと思うから、ここまでにしておこうか」

ケーキの真実

後輩
「先輩こんにちは。この前、原材料の真実を教わってから、毎回商品パッケージの裏側を見る癖がつきましたよ……」
僕
「そうか、原材料を見ると面白いだろ」
後輩
「面白くないですよ！　怖いです！」
僕
「まあまあ、食べるか食べないかは君の自由なんだからね。あっ、そうだ、今日は君にケーキを作ったんだよ」

後輩
「わあ！　ケーキですか！　いただきます！」
僕
「ケーキって美味しいよな」
後輩
「はい！　大好きです」
僕
「ケーキって自分で作ったことあるかい？」
後輩
「ないですね。ケーキなんて自分で作れるんですか」
僕
「簡単だよ。実際に一般的なケーキの作り方をＹｏｕＴｕｂｅで見てみようか」
とあるＹｏｕＴｕｂｅ
「まず初めに、小麦粉を１００ｇ入れます」

僕

「あ、ちなみに小麦粉１００ｇって糖質73ｇだから、スティックシュガー約24本分ね」

後輩

「えええ！」

とあるＹｏｕＴｕｂｅ

「そして砂糖を１００ｇ入れて」

後輩

「ちょっと待って！　そんな真顔で砂糖１００ｇとか！　正気ですか？」

僕

「小麦粉と砂糖だけで糖質１７０ｇ。スティックシュガー約57本分だね」

後輩

「あっ、先輩……。このケーキ食べるのやめておきます……」

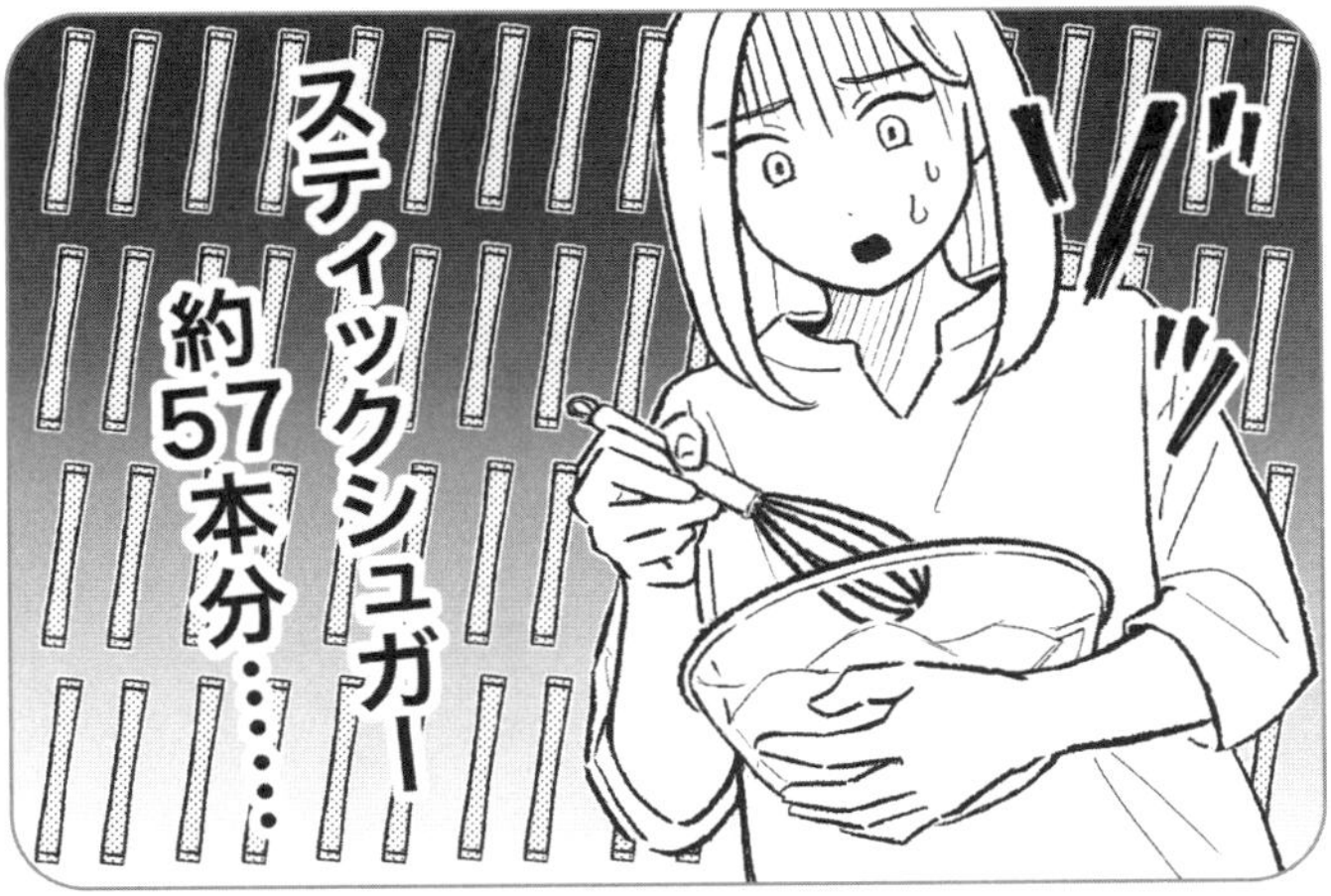

僕
「あはは、そのケーキはね、小麦粉使ってないし、砂糖も使ってないから大丈夫だよ」

後輩
「えっ、そんなことできるんですか」

僕
「今度、レシピを教えてあげるよ」

ドリンクの真実

後輩
「先輩こんにちは。いろいろな真実を伺ってきましたけど、もう何も信じられなくなってきました。まだ何かあるんですか」

僕
「今日は、ドリンクの話をしようか」

後輩
「最初にコーラの真実は教えてもらいましたけど、体にいい飲み物って言えば……私、毎朝、野菜ジュースを飲んでいます！」

僕
「200㎖パックの野菜ジュースの糖質は16gだから、スティックシュガー約5本

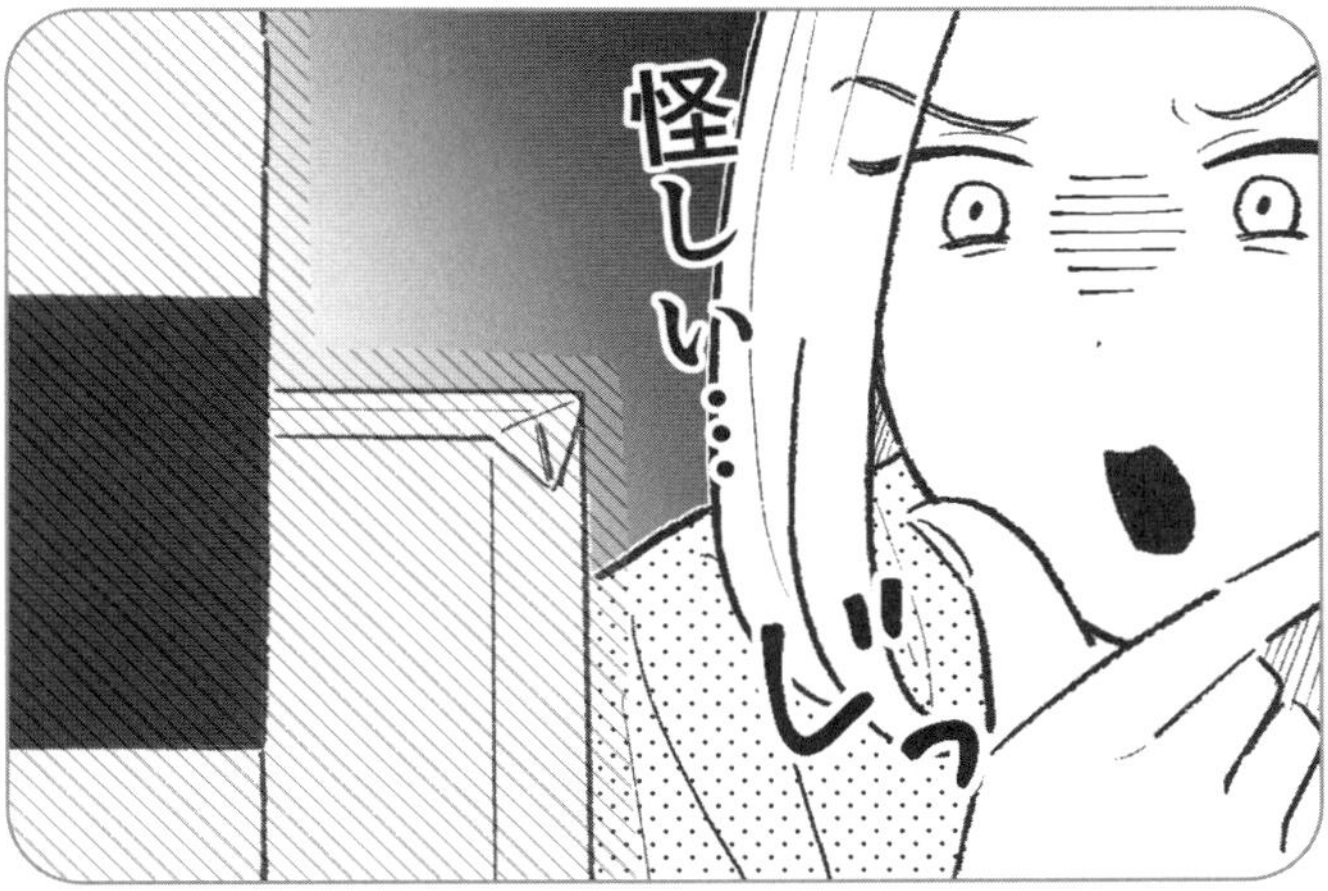

分と同じ。野菜ジュースには、飲みやすいように果汁などが入っている場合が多いからね。ただ、野菜ジュースを選ぶときは野菜のみで作られたものを選べば、スティックシュガーの本数は限りなく小さくなるよ」

後輩

「え？　体にいいと思って毎朝飲んでいたのに……。あと普段よく飲むのは、最近スポーツジムに通い始めて、終わったら、たいていスポーツドリンク飲んでます。さすがにこれは健康的な飲み物ですよね？」

僕
「よくあるスポーツドリンクの場合、５００㎖ペットボトルにスティックシュガー約10本分の糖質が含まれてるよ」

後輩
「えっ？？？　じゃあ先輩、最近種類が増えてきた市販のフレーバーウォーター、味付きのミネラルウォーターは？　甘くて飲みやすくて気に入ってるんですけど、これは、み、水だから大丈夫ですよね？」

僕
「もも味のミネラルウォーターは、５４０㎖ペットボトルで糖質が約26g、ということはスティックシュガー約9本分だよ」

後輩
「えっ？　えええぇ？
そ、それなら先輩、あれ！　疲れたときに飲むエナジードリンクは？　きっと、体にいい高品質のものが含まれているはず……？？？　ちょうど、バッグに入ってます」

先輩　「原材料名を見てみようか。真っ先に書かれているのは？」

後輩　「**さ、砂糖です……。**もう本当にダメ……。何も信じられなくなってきた……」

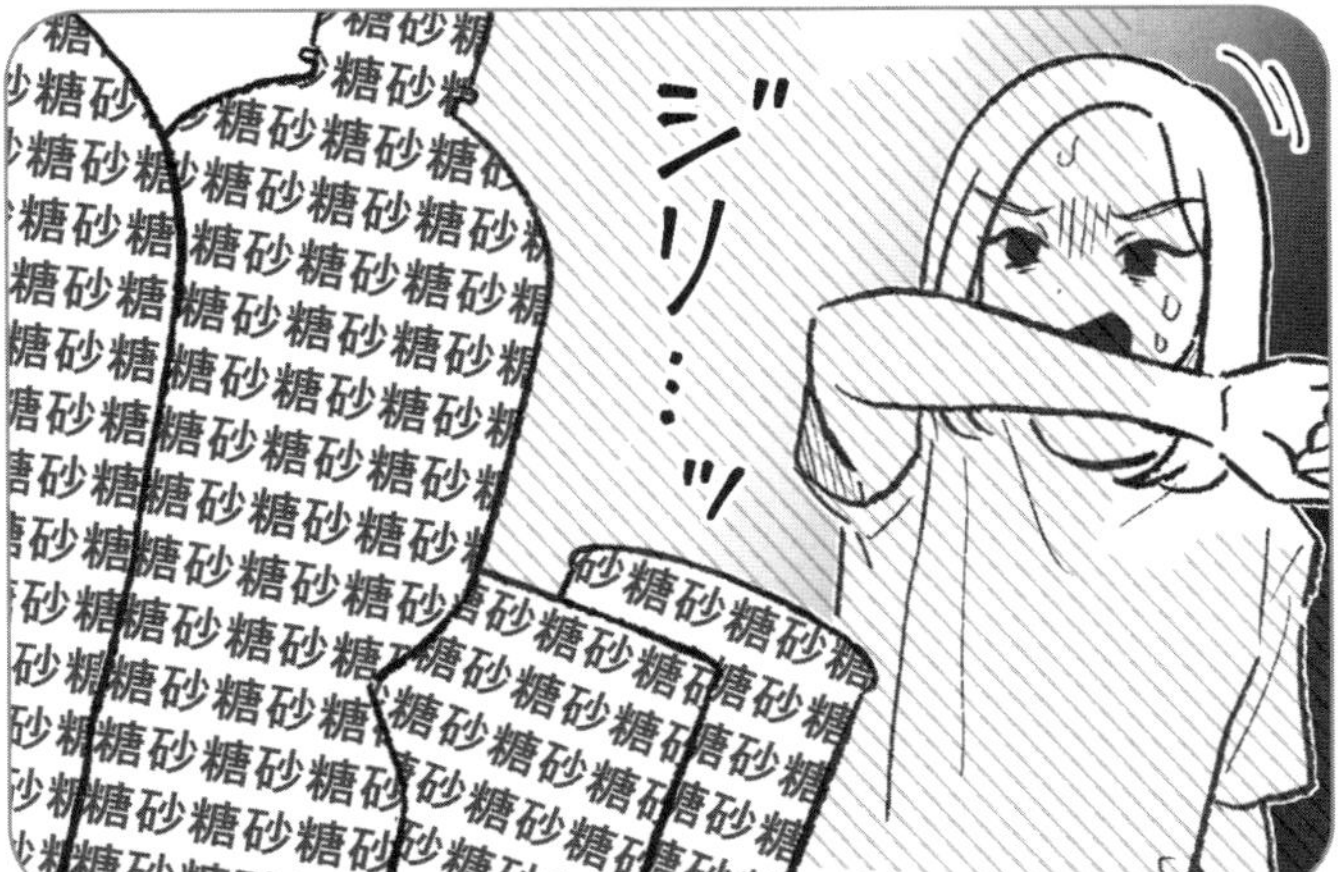

小麦粉とグルテン

パンって美味しいですよね。

パンの原材料は、主に小麦粉です。小麦粉は糖質が多く、食パン6枚切り1切れには、約27gもの糖質が含まれています。これは、1本3g入りのスティックシュガー9本分です。

そして、小麦粉に適量の水を加えてこねるとできるのが「グルテン」。小麦粉を使用している食べ物、例えば、パン、ラーメン、うどん、ピザ、パスタなどは、糖質たっぷりでグルテンが入っています。グルテンがあるからこそ、ふわふわしたパンになったり、こしのあるうどんや、もちっとした食感のピザになったりします。

振り返ってみたら、ほとんどの人が毎日どこかで、これらを食べているのでは？　毎日の食事はコンビニが頼り……なんて人は、糖質たっぷりでグルテンが入っているものを、毎食、口にしているかもしれません。

ところで最近、グルテンが入っていない〝グルテンフリー食品〟というワードを耳にしたことがある人もいると思います。

なぜ、グルテンフリー食品が注目されているのか???

実は、グルテンは体内で消化されにくく、腸に負担をかけたり、腸内環境を悪化させたりする要因になると言われています。また、小麦アレルギーなども心配されます。そこで、グルテンフリー食品が話題になっているんです。

グルテンが入っているパンやうどんやピザのほか、プロローグに登場したコーラ、アイスクリーム、白米、チョコレート、ケーキ、果汁入りの野菜ジュースなどのドリンクにも糖質がたっぷり入っています。それらを食べたり、飲んだりしたい人は、どうぞ今までの生活を続けてください。

決めるのはあなた次第、全てはあなたの自由です。

第1章

まずはここから！

好きなだけ食べても痩せるための心得6か条

僕（先輩）と後輩とのやり取りを読んで、ここからは
ダイエットを始めるときにやっちゃいけないことをチェック！

心得 1

いろいろな人の意見を聞くな

世の中には多種多様なダイエットの情報があふれている。

「ごはんは食べたらダメ」という人がいれば、「毎日おにぎりを食べなさい」と言う人もいる。


「腰を振るだけで5キロ痩せるよ！」

「これを飲めばみるみる痩せる」

「走れ！」

「筋トレしろ！」

「断食しろ！」

もーわからーーーーーーーーん！　ってなりません？

これね、全部無視していいです。

詳しく言うと、運動系オンリーの人（腰を振るだけとか）はマジで全て無視でいい。
それで、痩せるわけないいんです。

「人は食べたものでできている」からです。

今、あなたが太っているなら、それは運動不足で太っているのではありません。
「食べ物のせいで太っている」、これ以外ないいんです。
僕の経験上、食べるものを変えない限り、いくら毎日腰を振っても痩せません。
一部のインフルエンサーの人たちは動画の再生回数を稼ぎたいから、簡単にできそうなことしか言わないんです。

さて、運動系の人を全て無視した後は食べ物系の人にいきましょうか。

次に無視する人は、「これを食べれば（飲めば）痩せる」と言う人です。

この人たちは嘘つきです。

食べただけ、飲んだだけで痩せるものがあるなら全人類とっくに痩せてます。そんなわけあるか！

信用していいのは、「食生活を改善しましょう」と言う人だけです。

食生活の改善で注意してほしいのが、

「いろんな人の言うことを全て聞かないこと」。

これです。

ダイエットはたくさんやり方があるから、「おにぎりは食べたほうがいい」と言う人や「お米はダメだ」って言う人がいる。

真逆のことを言われると、どっちを信頼したらいいのか混乱するよね？　僕も初めは混乱した。ダイエットには「糖質制限」「脂質制限」「カロリー制限」など、いろんなやり方があるから、言ってることが違ってきて当然だ。それら一つ一つは間違っていないと思うけど、「混ぜるな危険！」ということだ。

あなたが、筋トレを毎日やってるマッチョな人の言うことを聞くなら、その人の筋トレメニューまで全てマネするべき。

ひとりの人を信じて徹底的にマネしてみること。

これがダイエットの最初の入り口だ。

心得 2

運動はするな

ダイエットと聞くと、まず思い浮かぶのは……。
「走る！」「腹筋を鍛える！」「ジムに行く！」とかじゃない？

絶対にやめてくれ！
運動は絶対にするな！
ジムは契約しなくていい！

何度も言うが、「人は食べたものでできている」。
食べるものを変えずに運動だけで痩せることは、僕の経験では絶対にない！

「えっ？　そんなことないんじゃない？」って思う人もいるだろう。そんな人にはもう一度言ってやろう。

「絶対ない」

太っているのは食事のせいだ。それ以外に理由はない。あなたが太っているのは運動不足だからではない。

食べているもののせいで太っている。

ただ、それだけだ。

あと、運動に手を出さないほうがいい理由は、ダイエットの継続に歯止めをかけるかもしれないからだ。

ダイエットが続かない理由はただひとつ。

「我慢しないといけないから」だ。

「我慢」「つらい」というワードが出てきたら即負ける。その原因となるのが、「走る」「腹筋を鍛える」「ジムに通う」、これだ。

ランニングなんて、何日続いたことあるんだよ！

ジムなんて、何回契約して解約してんだよ！　1か月も続いたことないだろ！　僕はない！！！（笑）

そして、ダイエット自体もやめちゃうんだよ。ダイエットに成功したことがないなら、運動に手を出すのは危険だ。

いいか！　よく聞け！　ダイエットを始めるなら、

運動には手を出すな！

絶対だ！　わかったな！

心得3

「痩せる〇〇」には手を出すな

あのさあ……。世の中に、これを飲めば痩せるとかさあ……。

そんなのないんだよ！！！

人は食べたものでできているんだよ。

毎日食べているものを変えないで、さらにプラスして何かを飲んだり食べたりしても、痩せるわけないじゃん。そんなの冷静になればわかるじゃん……。落ち着いてくれよ……。

みんな、普段はいつもよく考えるのに、何で「痩せる〇〇」って聞くと、急に頭が真っ白になるんだよ。

あのさ、想像してみてくれ。自分の部屋がとても散らかっていて、足の踏み場もないゴミ屋敷だとするだろ。ダイエットに成功したことがない人が「痩せる○○」に手を出すのは、例えるなら、

そんな乱雑なゴミ屋敷のような部屋に、綺麗な机や椅子を置くようなもの。

何を置こうが、ゴミ屋敷であることは変わらない。まずは部屋を片付けることだ。すなわち、食べるものの整理だね。何を食べるべきかを把握して、何を食べるか決めることだ。

ダイエットを始めるときにやってはいけないこと

心得 4

健康グッズに手を出すな

あのさあ……。倒れただけで腹筋割れるとかさあ……。ぶら下がっただけでは痩せないし、お腹をブルブルするだけで脂肪なんてなくならないんだよ……。「人は食べたものでできている」からね。

断言してやるよ！

健康グッズ「だけ」では絶対に痩せない！
絶対にだ！！！

ひと通り買って試した僕が言うから間違いない（笑）。必ず部屋の片隅に追いやられる運命だ。飽きるんよ……。

続けたら効果がないことはないだろうけど、ダイエットに成功したことがない人なら、手を出してはいけない。なぜなら、人は必ずやめる理由を探すからだ。人はダイエットを続けたくなくなるのではなく、基本的にやめる理由を常に探しているんだ。

ダイエットをするなら、食事を変える。それ一択だ。それ以外やらなくていい。食事内容を変えずに、健康グッズを買うのは、ダイエットをやめたくなる要素を追加しているだけだ。

ダイエットを始めるときにやってはいけないこと

心得5

食べるのをやめるな

ダイエットを始める人がやりがちなのが、野菜サラダだけで過ごすとか、わかめスープだけで我慢するとか……。

極端なんだよ！！！

そんなので続くわけねーよ！！！

ダイエットは一時的に我慢することじゃないんだよ。「食生活を整理する」、これなんだよ。量を減らすんじゃなく、食べるものを変える作業なんだ。

だから、「ダイエット＝食べない」っていう考え方はやめるんだ。ダイエットで痩せるためには食べないのが一番だと思っている限り、ダイエットは成功できない。振り返ってみてくれ。「食べない、我慢する」で、君はダイエットに成功したことがあるか？？？

ダイエット中だって、好きなだけ食べていい。大事なことは、

ダイエットは、どれだけ食べないかではなく、何を食べるか。

これが成功へのカギだ。

ダイエットを始めるときにやってはいけないこと

心得 6

痩せようとするな

ダイエットを始めるときに、「○○キロ痩せたらあれがしたい」とか、「○○キロ痩せるまでがんばる！！！」とか、

そんな目標を立てるな！！！

絶対にやめろ！！！


何度も言うが、我慢するというワードが出るとダイエットは負ける。

痩せることを目標にすると、そこがゴールになって、「そこまで我慢して走り続けなきゃ！」って義務感になる。

あと何キロだ……あと何キロ……と毎日考えるとつらくなる。

「つらい」「苦しい」っていうマイナスワードが出ればもう負ける。

部屋の整理整頓と同じ感じで、食べるものを変えるゲームをやっているくらいでOK。

一番やるべきことは、何を食べるかを考えて、自分の食べるものを整理することだ。何を食べるかを整理すると、自然と食べる量も変わってくる。

大丈夫。勝手に痩せるから。大丈夫。

ダイエット成功のための3つの習慣

ダイエットが続かないのは、ダイエットの始め方が間違っているから。ダイエット成功のために大切な3つの習慣を紹介するよ。

習慣1 続けられるやり方を選んで徹底的にマネをする

ダイエットにはいろいろなやり方がある。「この人のやり方いいな、続けられそうだな」と思ったら、その人のやり方だけを徹底的にマネすること！ 「いろいろな人の意見を聞くな」（P48）でも話したけど、いろいろな人のやり方を混ぜたら絶対にダメ！ 「どれが正しいの？」って混乱して挫折する。

習慣2 やり始めたら1か月はやめないこと

ダイエットを始めてしばらくたつと「なかなか結果が出ない」「何だか体調が悪い」「このダイエット、自分に合っていないのかも？」と気持ちが揺らいだりするんじゃないかな？ 人は自分でやめる理由を作るもの。やると決めたら、とにかく1か月は続けてみること！ 1か月後に違う景色が見えてくる。

習慣3 体重計から逃げないこと

体重が思ったように減っていかないと「こんなにがんばっているのに……、もうダイエットやめよう！」ってなりがちです。僕の経験では、1週間で0.8kgくらいずつ減っていく感じでした。ってことは、1日単位ではほぼ変わらない。それでも、毎日体重計に乗るんです！ 体重計と友だちになって、毎日話をすること！ すると体重計から、1週間ごとに減っていく数字のお手紙が届くはずだ。

第2章

ルールはたったひとつ!

さあ、ゲームを始めよう

痩せるには、あらゆるところからやってくる糖質という敵を避けて歩くだけ。ゲーム感覚でトライして!!

ルールは「糖質というゾンビ」を避けて歩くだけ

さあ、ゲームを始めよう。ダイエットのやり方、じゃない。ゲームだ。
ルールはたったひとつ！

向こうからやってくる「糖質」という敵を避けて歩く。
ただ、それだけだ。

運動などはしなくていい。我慢もしなくていい。お腹いっぱい食べればいい。ただお腹いっぱい食べようとすると、ごはん、麺、パン……と、どんどん敵の糖質のゾンビがやってくるぞ！　それを避ければいいだけだ！　単純なゲームだ！
少しくらい糖質ゾンビにぶつかってもいいが、

1日でぶつかってもいい糖質は60~100gだ。

さあ、ゲームに参加するかい？

どんなゲームか、試しにフードコートへ行ってみようか……。最初に話した通り、ルールは糖質を避けるだけ。そう、スティックシュガーで学んだ糖質だ。

基本的に糖質が多いものは、白米や小麦でできた食べ物だ。お茶碗1杯の白米の糖質は、スティックシュガー18本分だったよね。さあ、フードコートで何を食べようか。ラーメンは、小麦粉だから糖質とグルテンがたっぷり。うどんも、糖質とグルテンたっぷりの小麦粉でできている。お好み焼きもパスタも、小麦粉の塊だ。

わかってきたかな？　フードコートは糖質ゾンビだらけ。世の中は糖質であふれている。太りやすいようになっているんだよ。

好きなだけ食べる

フードコートは糖質ゾンビだらけだったけど、今度は、焼肉食べ放題に行ってみようか。焼肉???　そう思った人は、焼肉は太るってイメージを持っているよね?

じゃあ、焼肉食べ放題で何を頼む?　僕は肉をたくさん注文する。肉は、糖質がほぼないし、体を作るのに欠かせないたんぱく質がたっぷりだからね。肉は脂質が怖いって言う人がいるけど、確かに脂質は糖質と一緒にとると太りやすい。でも、糖質を避けて食べれば怖くない。焼肉とごはんを一緒に食べると太りやすいけれど、焼肉を食べながら野菜を食べれば怖くないってことだ。

だから、ダイエット中でも、焼肉食べ放題OK!　焼肉と野菜を好きなだけ食べていい。そもそも、思ったほど食べられないはずだ。たんぱく質と脂質をしっかりとれば、意外と満足するから。この感覚を覚えておいてほしい。

最後まで生き残るコツは運動をしないこと

さて、このゲームに参加するのは初めてかな？　それなら教えてやろう、このゲームで最後まで生き残るには……

運動はしないことだ！
運動はやめろ！
ゲームに集中できない！

とにかく、糖質ゾンビはあらゆるところからやってくる。避けて避けて避けまくれ。それだけに集中すれば最後まで生き残れるゲームだ。それ以外のことは全くやらないでくれ。運動をするのは、このゲームに生き残れたあとで十分だ。

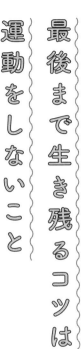

糖質の少ない食材を知ろう！

本格的にゲームを始める前に、まずは「糖質の少ない食材」をおさえておこう。

糖質の少ない食材

❶肉類　❷魚類　❸卵類　❹豆類（豆腐・納豆など）　❺チーズ類
❻乳製品（生クリーム・バター・ヨーグルトなど）
❼野菜類（いも類除く。根菜も少し糖質多いけどまあ大丈夫）
❽ナッツ類　❾アボカド

ダイエット中でも、こんなにもいろいろと食べられる！　それぞれの食材をもう少し詳しく知って、糖質ゾンビを避けるときのヒントにしよう。

①肉類

基本的に肉には、ほぼ糖質は含まれません。

さあ、好きなだけ食べなさい！

たんぱく質も豊富！　焼肉食べ放題に行けるぞ！　さあ、行っといで！　焼肉と野菜を食べたいだけ食べればいい。

ただ、ひとつ、ゲームのルールを覚えているか？

糖質ゾンビだけにはぶつかるな！　避けていけ！　ごはんやソフトクリームやポテトは避けるんだぞ！

ちなみに僕は、焼肉食べ放題のお店の常連です（笑）。

②魚類

魚も基本的にほぼ糖質はない！　安心しろ！

むしろ魚はたくさん食べろ！

体にいいことしかないぞ！

刺身は食べ放題だ！　焼き魚もいい。

鯖を骨ごと食べられる鯖缶なんて最高だ!!　ただ、鯖缶なら、水煮にしろ。みそ煮は水煮よりもしっかりと味がついているが、それだけ調味料を使っているから糖質が意外と多いから気をつけろ。

③卵類

卵も糖質めちゃ少ない！　そして、たんぱく質が豊富だ。
肉と魚と卵が食べ放題だぜ！！！

もう、ゲームに勝ったも同然じゃん？

余裕じゃん？

誰だよ！「糖質ゾンビを避けていたら、食べられるものがなくなっちゃう」とか、「食べたいものを我慢しなきゃいけないんでしょ」とか思っていた人たち、出て来いよ。どう？　楽勝だよ！

④ 豆類

豆類は言わずと知れた最高食材！！！　代表的なのは、豆腐と納豆だね。ごはんの代わりに、冷奴とか食べれば楽勝！

ところで、この話、知ってる？　ゆで卵にマヨネーズをかけてる人が、「卵に卵かけてんじゃん」って言われて……。「じゃあ、お前、一生豆腐にしょうゆをかけんなよ！」って言った話は有名。しょうゆも豆腐も大豆でできているからね。

低糖質の大豆でできているしょうゆも、味方だよ！

普段、当たり前のように食べている、豆腐にしょうゆ、納豆にしょうゆは、低糖質の組み合わせなんだよね。

⑤チーズ類

チーズ！！！　チーズだよみんな！！！　ダイエット中にチーズが食べられるんだよ！　マジだぜ！

チーズはめちゃ低糖質で栄養価も高い！
おやつにポテチ食べるならチーズかじればいいよ！

高たんぱくで、カルシウムなどのミネラルも含まれているからね。
クリームチーズ、チェダーチーズ、カマンベールチーズ……。いろいろあるよ。
このゲーム楽勝じゃない？　チーズ食べられるなんて負ける気がしないんだが。

⑥ 乳製品

あのですね……。もうやばいんですよ……。生クリームが食べられるんだよ！！！

考えられないよね？　ダイエット中だよ？？？

生クリーム自体はめちゃ糖質が少ないんだ！　悪者は、生クリームのなかに入ってる砂糖。だから、その砂糖を糖質ゼロシュガーにチェンジすれば安心！　生クリームも食べられる！　バターもＯＫだ！　んんん？　生クリームＯＫでバターもＯＫか……。

何だかスイーツが作れそうな気がしてきたぞ!!

そう！　自分で作ればスイーツも低糖質で何だって食べられるんだよ！

あと、ヨーグルトも無糖ならもちろんＯＫ。

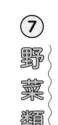

⑦野菜類

野菜はもちろん食べ放題！！！　できるだけたくさん食べましょう！　ただ、野菜のなかにも、糖質ゾンビがいるぞ！　気をつけろ!!！

そのゾンビは、いもだ！　ポテトだ！

いも類は避けろ、ゾンビだ！　ポテトチップス、フライドポテトから逃げるんだ！
それ以外の野菜はもりもり食べろ！　焼肉食べ放題、しゃぶしゃぶ食べ放題なら、いっぱい野菜が食べられるぞ。
あと、にんじんやごぼうなどの根菜も少し糖質が多いけど、ビタミンが豊富だから、ほどほどに食べればＯＫだ。

⑧ナッツ類

アーモンド、カシューナッツ、ピスタチオ、マカダミアナッツ……などのナッツ類は、カロリーは高めだが、糖質は低い。糖質ゾンビを避けるゲームをしているときにおすすめのおやつだ。

ナッツ類のなかでも、糖質が低いのが「くるみ」。

小腹がすいたときに、いつものスナック菓子よりも、くるみをはじめとするナッツ類をつまむほうが、ビタミンやミネラルもとれていい！

しっかり噛んで食べれば、満腹感も得られるぞ。ただし、ボリボリとキリなく口に入れてしまいがちなので、食べ過ぎには気をつけろ！

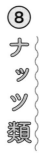

⑨アボカド

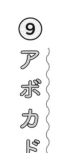

糖質ゾンビを避けるゲームを楽しんでいると、「アボカドって、いいじゃん!」っていう場面に、必ずぶつかります。なので、味方となる糖質の少ない食材リストの最後にアボカドを追加しよう!

ところで、アボカドって、果物だって知ってた?

実は、アボカド以外の果物は、ほぼ糖質が多い。

腸を整えるのにいいと言われている、食物繊維が豊富なバナナもりんごも、ビタミンCが豊富なキウイもみんな糖質ゾンビ!! ゲームに生き残りたいなら、果物はアボカド一択だ!!

調味料にも敵と味方がいる

基本的に、塩・こしょうはOK！　しょうゆもOK！　大豆でできてるからね。意外かもしれないが、マヨネーズもOK！　低糖質なんだよ！　卵からできてるからね。ソースやケチャップなどは、糖質が多いからちょっと避けようか。けどさ、調味料ってそこまでかけないから、ちょっとだけならいいよ。あえて選ぶなら、ソースより塩・こしょうって感じかな。

味方！　糖質の少ない調味料

❶塩・こしょう　❷マヨネーズ　❸しょうゆ

敵！　糖質の多い調味料

❶砂糖　❷ケチャップ　❸ソース　❹みりん　❺ドレッシング

飲み物は水・お茶が基本

飲み物は基本的に水・お茶にしよう。コーラや甘いジュースは飲まない。スポーツドリンクもエナジードリンクもダメ。

牛乳はね、ちょっと糖質多いから、できれば豆乳にしたほうがいいね。僕はブラックコーヒーに豆乳を入れて飲んでます。

味方！ **糖質の少ない飲み物**

❶水 ❷お茶 ❸ブラックコーヒー ❹豆乳

敵！ **糖質の多い飲み物**

❶コーラ（炭酸ジュース） ❷オレンジジュース（果汁ジュース類） ❸スポーツドリンク ❹コーヒー（加糖） ❺牛乳（ジュースよりましだが気をつけて）

糖質が多い食材&メニューをおさえろ！

味方になる食材がわかったら、今度は、敵とも言える「避けるべき糖質が多い食材」をチェックしよう。

糖質が多い食材

❶ごはん ❷麺 ❸パン ❹いも類 ❺果物（アボカドを除く） ❻はるさめ ❼ドーナツ ❽ケーキ（市販のスイーツは全て）

リストアップしてみると、いつも食べているものばかりで強敵揃いだ〜と心配になるかもしれないけど、大丈夫。ポイントさえおさえれば、糖質ゾンビを避けることは難しくない。すいすいとゾンビの間をくぐり抜けて、ゲームに生き残れ!!

危険なゾンビは「米、小麦、砂糖、いも」

さあ、このゲーム内の最強の敵ゾンビたちを紹介しておこうか。

それは……、

米・小麦・砂糖・いも。

こいつらだ！！！　こいつらは常に君たちに襲い掛かってくる！！！　どんなところにも潜んでるぞ！　さあ！　ぶつからないように避けて歩くんだ！

具体的に言うと……、

ごはん・パン・ラーメン・うどん・パスタ・フライドポテトだね。

ラスボスは「カレーライス」

では、世の中で最高に強敵のラスボスを教えようか？
その前に、どの食べ物を避ければいいか、おさらいをしておこう。

まず避けるのは、米と小麦だね。

ごはんとかパンとか麺類ね。

米はスティックシュガーを食べているのと同じだし、小麦もグルテンと糖質たっぷりだからやばい。

糖質は脂質と同時に食べるとまずいから、

糖質と脂質にあふれているラーメンもやばいよね。

でも、そのラーメンよりもややべーやつが……、

カレーライスだ！！！

カレーライスは一番やばい。太る要素しかない。どうしてかって？

カレーのルーの原材料って何か知ってる？　そう、カレー粉なんだけど、カレーのルーのとろみは小麦粉なんだよ。つまり、

ごはんの上に小麦粉をのせて食べてるってことだ。

おにぎりを食べながらパンを食べる感じだ。かなりやばいよね？

しかも、カレーライスには、たんぱく質がほぼ含まれないから、糖質爆弾を、ただただ食べてる感じになるんだよ。

じゃあ、カツカレーにしたら、たんぱく質がとれていいんじゃないかって？　カツってどうやって作るんだっけ？

豚肉に……小麦粉とパン粉をつけて……油で揚げて……。

ちなみに、もうひとつすごいのがあるよ。ファストフードで人気のグラタンコロッケバーガーだ。あれはすげーんよ……。

小麦粉で作ったマカロニを小麦粉のソースで絡めて、パン粉をつけて揚げて、パンにはさんで食べる……。

もうね、登場人物が小麦粉しかいないんよ（笑）。最強の敵です!!

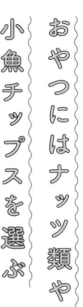

おやつはナッツ類や小魚チップスを選ぶ

ダイエット中でもおやつ食べたいよね……。大丈夫。安心してくれ。我慢することはない。基本的にお菓子を選ぶときには、糖質ゾンビたちを避ければいいだけ。簡単なゲームだ。

米・小麦・いもでできてるお菓子を避ければいい！

ポテトチップスやクッキーなどは避けて、

ナッツ類、小魚チップス、大豆チップスなどを選べばいい。

人気のポテトスナック菓子は糖質ゾンビだけど、自分で作れば低糖質で食べられる！　チーズケーキやクッキーなども市販のものは全てゾンビだ。買ってはいけない。

けれど、工夫すれば、

低糖質のチーズケーキやクッキーなんて簡単に作れるし、食べられる。

安心してくれ。

「じゃあ、作るか！」って思った人は、第3章の「感動ダイエットレシピ」を参考にしてほしい。糖質ゾンビを避けながら食べられるスイーツをいっぱい紹介しているよ。

隠れ糖質に気をつけろ！

ゲーム中に気をつけたいのが、糖質が少ないと見せかけて、本当は多いという「隠れ糖質食材」の存在だ。

はるさめヌードルって、コンビニに売っているよね？ ヘルシーそうだからか、ランチタイムのコンビニで、女子たちが手にしているのをよく見かける。

でも、はるさめって何からできているのか知ってる？ 辞書を見てみると……。

「はるさめとは……じゃがいもやさつまいも、とうもろこしなどから採取されたでんぷんを原料として作られる」とある。

んんん？ じゃがいもやさつまいも？？ でんぷんは炭水化物だよね。ということは、糖質は……？

はるさめ１００ｇあたり、乾燥状態で糖質は驚異の85ｇ！

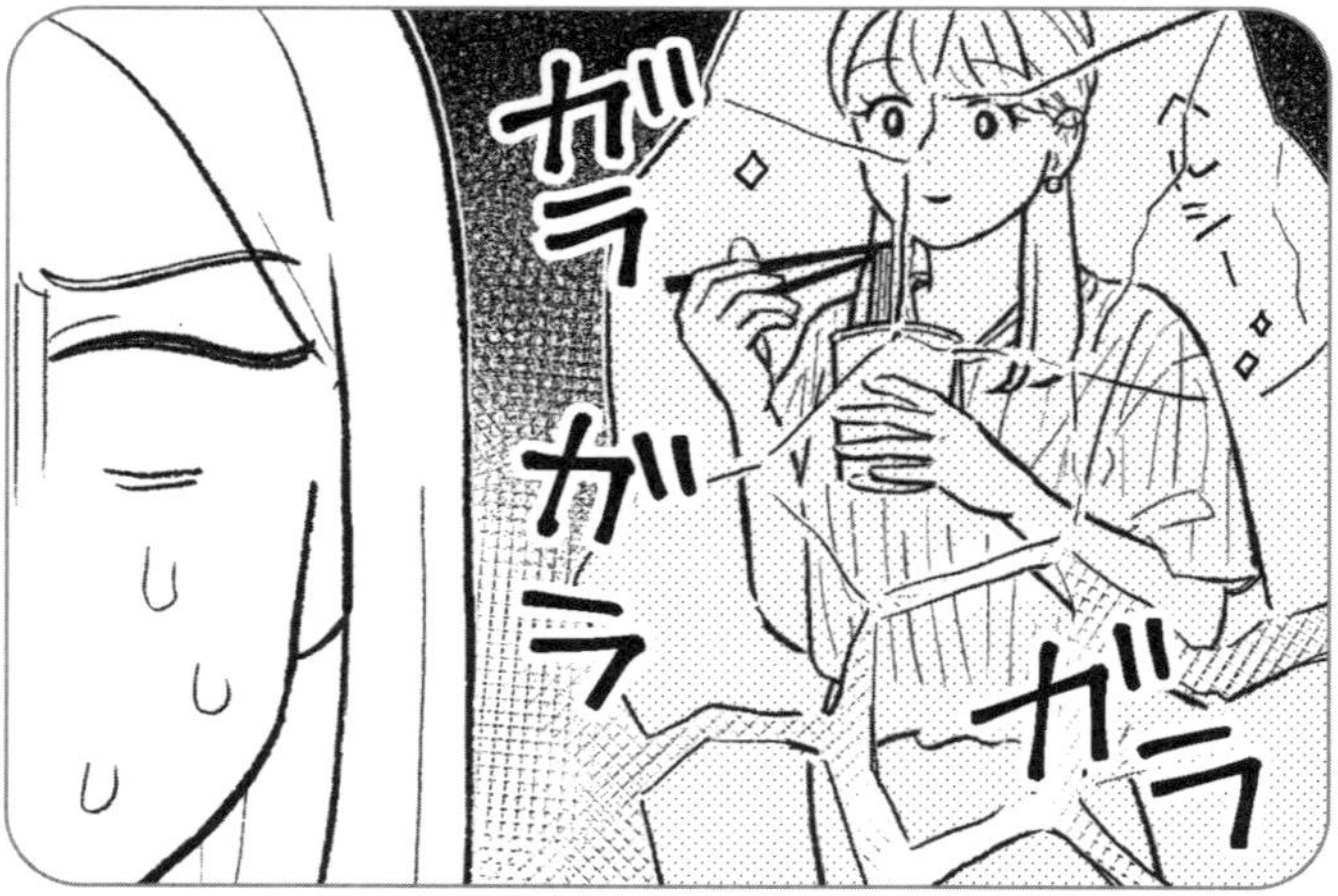

ゆでて水分を吸った状態のはるさめでも100gあたり、19gも糖質がある。

誰がヘルシーっていうイメージをつけたんだよ！

ヘルシーなイメージのはるさめだけど、「白いごはんを食べるよりちょっとまし」程度じゃねーか。

ダイエットをしているのに痩せないと嘆いてばかりいる人は、よーく聞いてくれ。

本当にヘルシーなのは、しらたきなんだよ！

しらたきは、こんにゃくだから、100gあたりの糖質はたったの0・1g!! 見た目がしらたきと似ているからって、はるさめはヘルシーだからたくさん食べられる、なんていうのはナンセンスだ。「隠れ糖質」に気をつけろ！

避けるだけじゃなく、置き換える！

さて、食べていい食材と糖質ゾンビたちを紹介してきたけど、ゾンビたちを避けるだけじゃ何だか物足りないよね。わかる。

チャーハンやグラタンや麺類など、食べたいものがあるはずだ。それらを一切食べられないのは悲しい……。

安心してくれ！　結局は、食材を選べばいいんだよ！

米や小麦粉や砂糖を使わなければいいだけだ。

そう、置き換えだよ。置き換えてほぼ同じような料理にするんだ。このゲームは、「何を食べるか」が勝利のポイントなんだよ。

ダイエットが失敗する要因は全て「我慢」です。

食べられないなんて悲しい、つらい……嫌なことがあればあるほど、ダイエットは続かない。

人はやめる理由を探す生き物。

我慢することをなくすために、甘いスイーツも低糖質で再現できたら何でも食べられる！　ティラミスもチーズケーキもチョコもクッキーも、チャーハンや餃子だって、自分で作れば食べられます!!

第3章「感動ダイエットレシピ」では、スイーツ系、食事系、スープ系、素材系の低糖質レシピを紹介する。

簡単で美味しいものを作って食べられれば、

我慢しなくてもダイエットができる！

メディアの真実

コーラやアイスクリームの真実、白いごはんが砂糖の塊と同じ糖質といった怖いことを、なぜテレビで取り上げないと思います？

この前、激やせした芸能人5人がなぜ痩せたのかっていうダイエット企画のTV番組がありましたが、痩せた方法はこんな感じでした。


1人目が、毎日散歩したから痩せました。

2人目が、水泳したから痩せました。

3人目が、ボクササイズで痩せました。

4人目が、筋トレしたから痩せました。

5人目が、カラフルな食事にしたら痩せました。


は？　なぜ食事の量や内容について言わないんだよ！　って思いませんか？　テレビには食事に関して伝えられない深い理由がある。


それはとても簡単な理由です。

テレビはスポンサーの企業からのCM収入で利益を得ています。スポンサーの中にはコーラの企業、アイスクリームの企業、お米関係の企業もたくさんあります。つまり、スポンサーがいるから食材関係のことは言えないのかもしれません。

これがテレビの真実です……。

ん？　テレビの真実を叫んでいると、どこからともなく誰かがやって来そうだからこれぐらいにしておくとするか……。

いや、でもまだ伝えなきゃいけないことがある……

チーズの真実

クリームチーズと聞くと、みなさん何を思い浮かべます？

スーパーなどでよく見かけるクリームチーズのパッケージの成分表示を今すぐ見てください。衝撃の事実に遭遇するでしょう。

そう、「クリーミーポーション」と書いてあるはずです（一部クリームチーズもあります）。チーズではなく、クリーミーポーションです。乳固形分40％以上でないとチーズと表記できないんです。

ちなみに、チーズにはナチュラルチーズとプロセスチーズがあります。プロセスチーズは、ナチュラルチーズに乳化剤などを加えて加熱して溶かし、再び成形したものです。プロセスチーズの方が原価が安くて保存期間が長いのが特徴です。

コーヒーフレッシュの真実

みなさん、コーヒーにミルクは入れますか？

コンビニやファミレスのドリンクバーに、コーヒーフレッシュって置いてあるけど、あれ不思議じゃないですか？

何が不思議って……。

常温でずっと置いてあるんですよ、しかも何日も何日も……。ミルクならおかしいでしょ？　あれって何でできてるか知ってます？

ミルクじゃないんです。あれは、油なんです。簡単に言うと、植物油と水と食品添加物が混ざりあった「ミルク風味の油」です。

こうやって、原材料を知っていくと、ちょっと怖くなりますけど、大丈夫です。自分で何でも作ればいいんです。

アイスクリームの真実

みなさん、スーパーでカップのバニラアイスって買います？　よく買ってますよね？　それってアイスクリームだと思います？

「は？　アイスクリームに決まってるだろ！」って声が聞こえてきますね。実はですね……スーパーの安いバニラアイスのほとんどは、「ラクトアイス」なんです。「アイスクリーム」ではありません。

アイスクリームには基本的に次の3種類があります。

「ラクトアイス」は乳固形分3％以上
「アイスミルク」は乳固形分10％以上、うち乳脂肪分3％以上
「アイスクリーム」は乳固形分15％以上、うち乳脂肪分8％以上

となっています。スーパーで売っている安いアイスはほぼ「ラクトアイス」です。ラクトアイスは乳固形分の代わりに植物性油脂を多く使用しているんです。つまり、砂糖と油で作っているんです。

砂糖と油で作れば安く作れるんです。世の中、そういうことです。

じゃあ、あの有名な値段の高いブランドのアイスはどうなんだ？という疑問が出てきますね。そう、お高いだけに「アイスクリーム」なんです。乳脂肪分が15％もあります。世の中、そういうことです。

けど、大丈夫。自分で作れば添加物や油なんてなくても、安心で低糖質なアイスが作れます。

第3章

超低糖質で
美味しい!

感動ダイエットレシピ

僕がこれまで自分のために作ってきた
簡単で美味しい痩せるレシピを紹介します!

感動！

ダイエットレシピに使う主な材料

超低糖質を実現させるための必須アイテムたちです。スーパーですぐに買えるものばかりですが、糖質ゼロシロップは通販購入が便利！

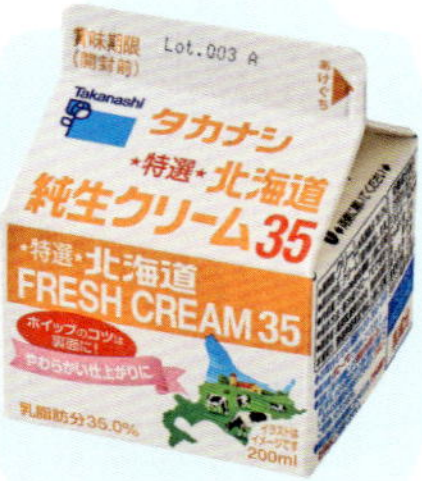

生クリーム

生クリームは、生乳や牛乳を分離させて、乳脂肪だけを取り出したもの。生クリームそのものは、低糖質です。白砂糖の代わりに糖質ゼロシュガーを入れて泡立ててクリームを作れば、ダイエット中でも甘〜い生クリームが食べられる！　超低糖質スイーツのバリエーションも広がります。

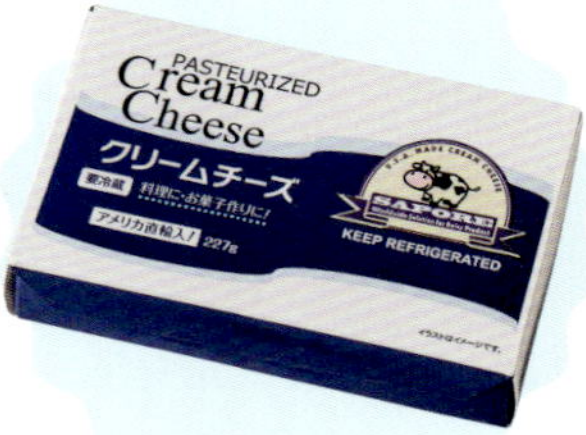

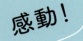

クリームチーズ

チーズは糖質がめちゃ少ない食材です。しかも、高たんぱく質で、カルシウムをはじめとするミネラルも含まれていて素晴らしい！　非熟成タイプのフレッシュチーズで、なめらかな舌ざわりが特徴。僕がよく使っているのが、この写真のもの。アメリカ直輸入のクリームチーズで、業務スーパーで買っています。

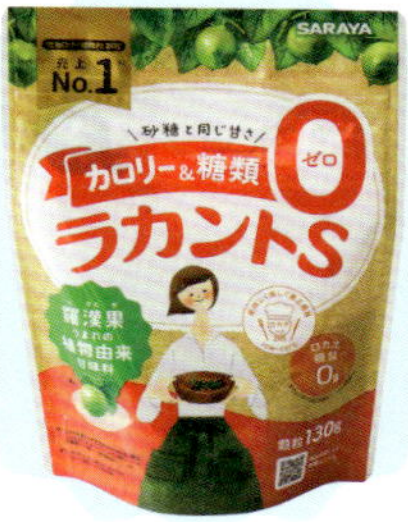

糖質ゼロシュガー

「エリスリトール」という天然由来の原料に、羅漢果という植物のエキスを加えた甘味料です。「エリスリトール」は体内で吸収されない糖質なので、実質糖質ゼロ。砂糖の代用になります。人工甘味料ではなく、天然の甘味料です。

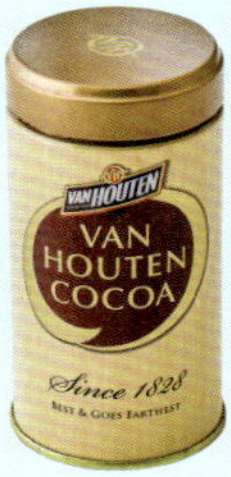

ココアパウダー

糖質めちゃ低いです。チョコレートの代用に使います。僕のおすすめは、写真の「バンホーテン　ピュア ココア」。きめ細かなココアパウダーで、砂糖やミルクの入っていない、純ココアだから、超低糖質スイーツ作りにぴったり!

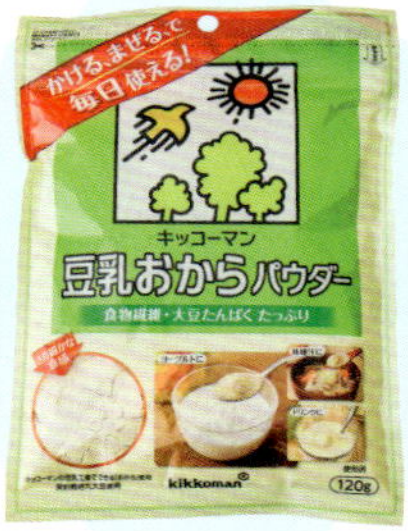

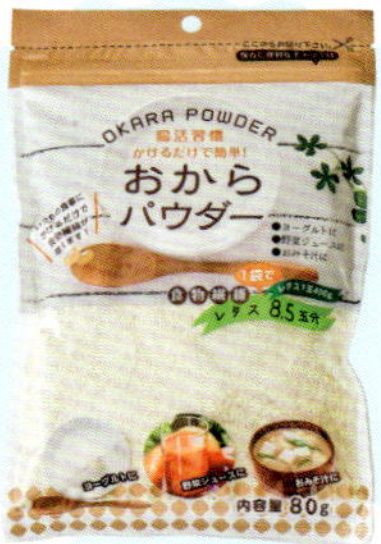

おからパウダー

おからは、豆腐を作るときに大豆から豆乳を絞ったあとの残りの部分。それを乾燥させて粉末状にしたものが、おからパウダーです。低糖質で食物繊維たっぷり。おからパウダーのなかでも「超微粉」タイプを使うと、ロールケーキなどが口当たりよく仕上がります。

また、一般的なおからパウダーは豆腐を作る過程で作られたものですが、豆乳を作る過程で作られる「豆乳おからパウダー」はとても粒子が細かいので、僕のスイーツレシピでは、ほぼこちらを使っています。

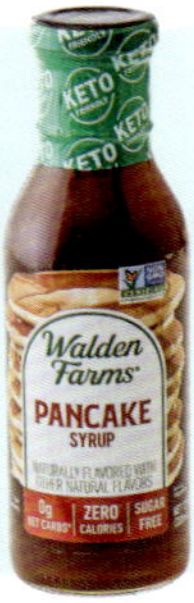

糖質ゼロシロップ

僕が使っているのは、写真の「糖質ゼロパンケーキシロップ」（ウォルデンファームス）。メイプルシロップのようでめちゃ美味しいです。ダイエット中でも、甘いシロップが欲しい！　そんなあなたの願いを叶えてくれる、「糖質制限界のエリート」です。「iHerb」という輸入通販でお得にまとめ買いをしています。

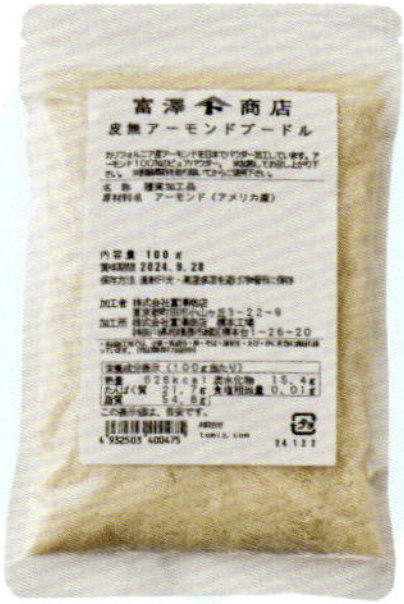

アーモンドプードル

アーモンドを砕いた粉で、めちゃ低糖質。僕は、アーモンドケーキをはじめ、ドーナツ、スコーン、クッキーなどに使っています。香ばしさやコクが出て、超低糖質でも美味しく満足感のあるスイーツに。100円ショップやスーパーで売っていますが、ネット通販で大袋を購入すると割安です。

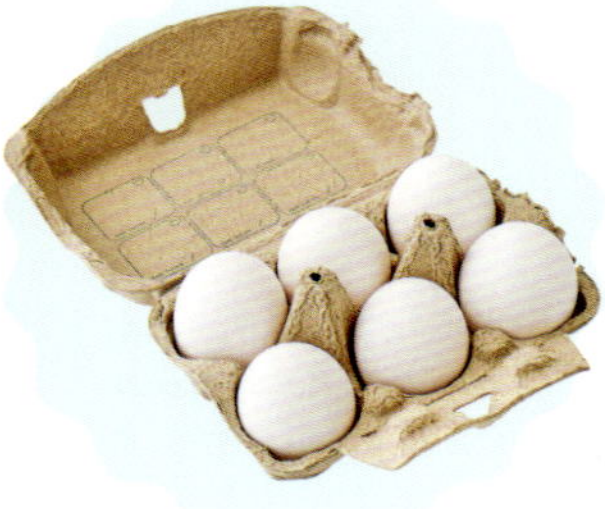

卵

言わずと知れた低糖質食材。たんぱく質が豊富、カロリーは低め、糖質はほぼゼロに近く、1個食べるだけで満足感もあり、腹持ちもいい！　当然、超低糖質レシピの最強食材です。ケーキやシュークリームなどのスイーツ作りには欠かせません。超低糖質なパラパラチャーハンを卵1個で作るレシピも紹介しますよ（P132）。

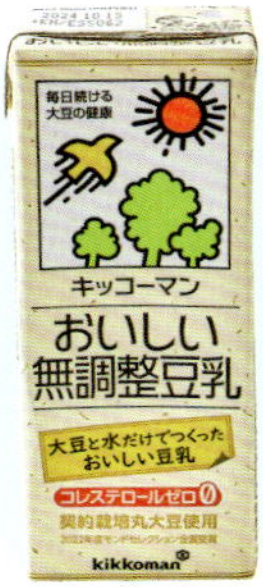

豆乳

大豆をゆでて絞ったもので、低糖質で栄養価が高いのが特徴。大きく分けて「無調整豆乳」「調整豆乳」「豆乳飲料」の3つがありますが、僕のレシピで使うのは、大豆と水だけで作られた「無調整豆乳」です。牛乳の代わりによく使っています。

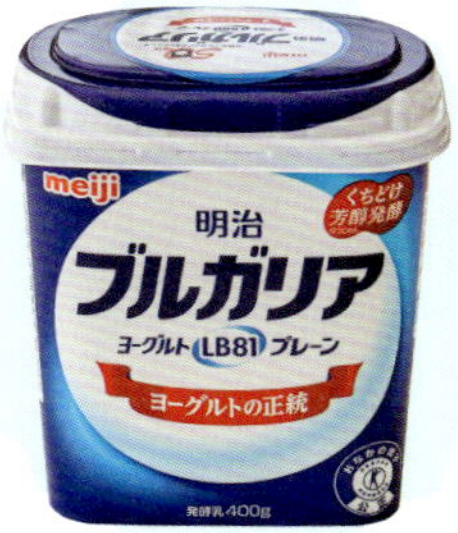

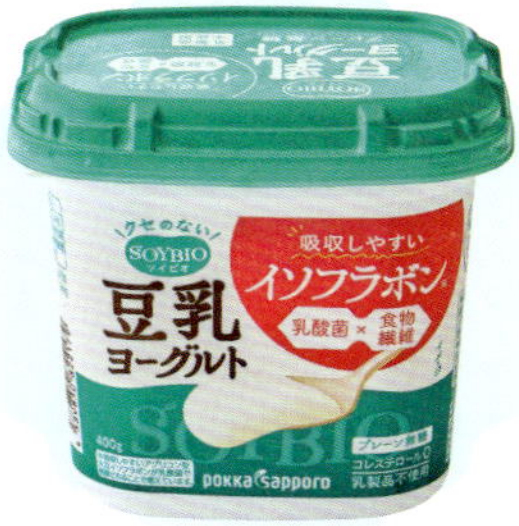

ヨーグルト

無糖でプレーンのものを使います。もちろん低糖質。ひとつのレシピで200gを使うことが多いので、1パック400gをよく購入します。半分ずつ使って、上手に使い切っちゃいます。

さらに糖質が少ない、無糖の豆乳ヨーグルトもよく使います。参考までに、ヨーグルト200gの場合、僕がよく使っている無糖のプレーンヨーグルトだと糖質10．6g、豆乳ヨーグルトだと糖質1．6gです。でも、豆乳ヨーグルトの味が苦手な人は、無糖ヨーグルトでもOK。美味しく食べられることが一番です。

感動！

ダイエットレシピの考え方

小麦粉や白砂糖などを使わず、超低糖質だけど「美味しい！」と思えるものだけを、YouTubeに出しています。1ジャンルに1品が基本です。

1 簡単に作れる！　2 美味しい！

自分のために糖質オフのスイーツや料理を作るなら、この2つが一番大切！もっと言うと「少ない材料」「簡単なステップ」「簡単な調理器具」「限りなく美味しい」が揃っていないと意味がないって、僕は考えています。

よく「超低糖質レシピって、小麦粉や砂糖を使ったスイーツより美味しいんですか？」って聞かれますが、「そんなわけあるかー!!」。市販の小麦粉や砂糖をたっぷり使ったケーキは悪魔的に美味しいに決まってるやん。けどさ、ダイエットスイーツのなかでは一番簡単で美味しいものだという自信はあります。僕は、自分が何度も実際に試作して試食して、美味しいと思ったものだけを世に出しています。信用してください（笑）。

ところで、ダイエットスイーツってレシピがたくさんあって、どれがいいかわからないよね？　みなさんに、ひとつ教えましょう。

「豆腐をスイーツに使う人は信用しなくていい」

豆腐を安易に使ったダイエットレシピは、あまり信用してはいけない！

ダイエットと言えば豆腐を使いがちです。あのですね、豆腐はスイーツになっても豆腐感を主張してくる。作って食べたらわかるよ。

食事系のレシピは、ダイエット中には糖質が多くてなかなか食べられないだろうと思うものを、低糖質で再現し、ストレスをなくす食事を考えています。

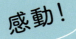

次ページから
全部で4カテゴリー、
計31のレシピを紹介します！

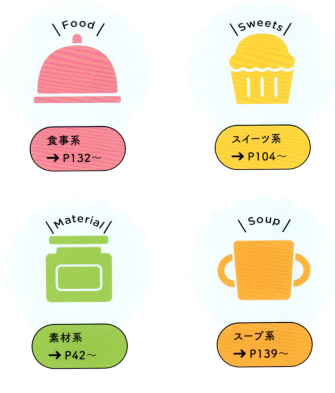

食事系
→ P132～

スイーツ系
→ P104～

素材系
→ P42～

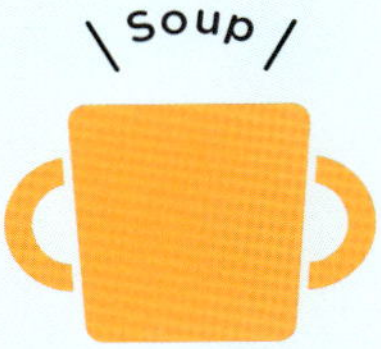

スープ系
→ P139～

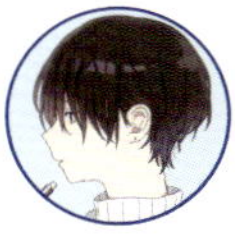

食べたいもの、好きなもの、興味があるものから、どんどん作ってみてください。
このレシピを参考に楽しく食事ができたらいいですね！
我慢するのがダイエットではないですよ。

Sweets 1

低糖質ティラミス

混ぜるだけ、冷やすだけ！
グルテンフリーで超簡単

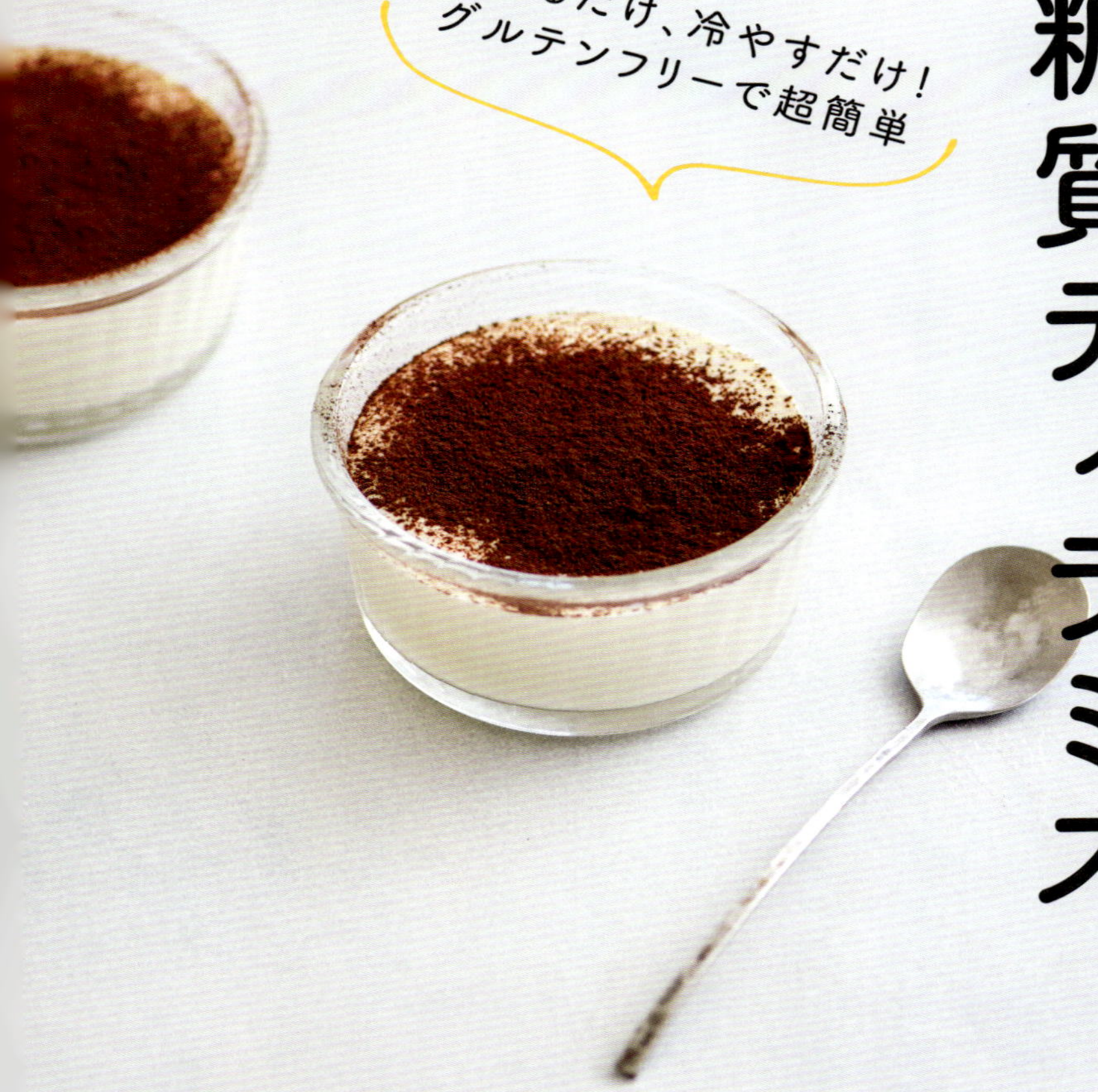

材料（1人分）

- 生クリーム……60g
- 糖質ゼロシュガー……大さじ2
- クリームチーズ……100g
- ココアパウダー……適量

作り方

1 ボウルに生クリームを入れ、泡立て器で軽く泡立てる。

2 糖質ゼロシュガーを1に入れ、泡立て器でさらに混ぜる。

3 常温に戻すか、電子レンジで20秒ほど温めてやわらかくしたクリームチーズを2に入れ、泡立て器で崩しながら混ぜる。クリームチーズが混ざったら、最後にスプーンで全体をしっかりと混ぜ合わせる。

4 ココットのような器を2つ用意し、3を1／2ずつ入れる。

5 4に茶こしを使ってココアパウダーを振りかける。

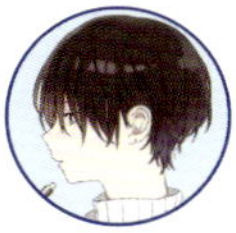

ティラミスって難しくて高級なイメージがあるよね？

友だちに、「この前ティラミス作ったんよ」って言うと、「ええええっ？ ティラミスって自分で作れるものなの？」って必ず驚かれます。けど、スイーツのなかで一番簡単です！

僕の場合、土台は作りませんが、「土台のスポンジにコーヒーを浸したものじゃないなら、それってティラミスとは呼べないよ」と言う人が必ずいます。そんな人とは友だちにならなくていいです！

「うるせええええええええ！」って言ってやりましょう！ 「誰のために作ってると思ってるんだよ！ 自分のためだよ！ 簡単で美味しけりゃいいんだよ！」ってね。

POINT

糖質の少ない生クリームとクリームチーズを混ぜただけで、本格的なティラミスに！ 小さなカップに小分けに入れるのがおすすめ。

Sweets 2

レアチーズケーキ

シンプルな材料で
簡単にできて超美味しい！

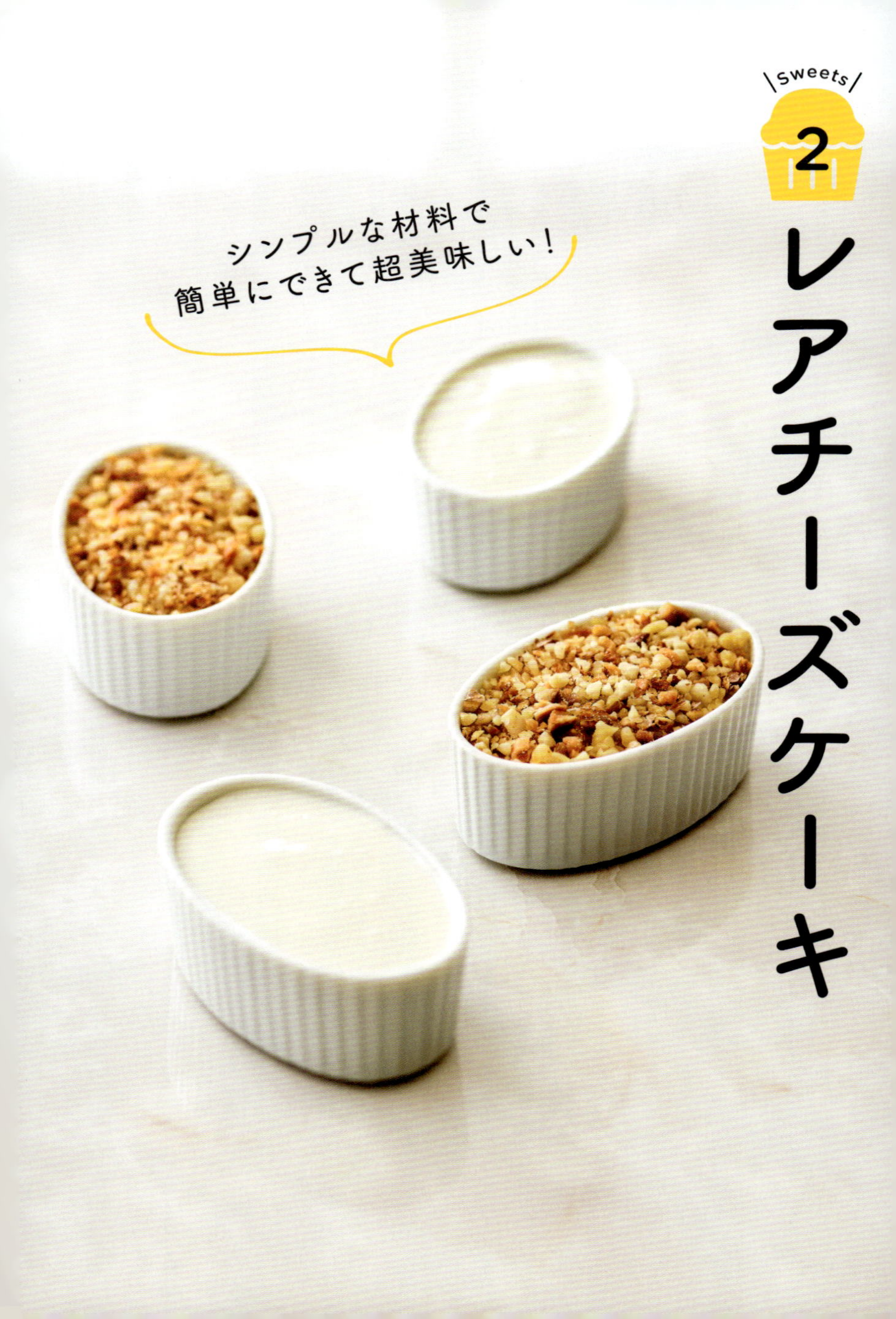

材料（1人分）

- ミックスナッツ（素焼きアーモンドでもOK）……50g
- 無塩バター……10g
- クリームチーズ……100g
- 糖質ゼロシュガー……大さじ3
- 無糖ヨーグルト（低糖質の豆乳ヨーグルトがおすすめ）……200g
- 粉ゼラチン……8g

作り方

1 ミックスナッツを細かく砕く。

2 ボウルに①を入れ、電子レンジで溶かしたバターを加えて混ぜ合わせる。

3 別のボウルに、常温に戻すか、電子レンジで20秒ほど温めてやわらかくしたクリームチーズ、糖質ゼロシュガーを入れ、スプーンを使ってなめらかになるように混ぜ合わせる。

4 ヨーグルトを③に入れ、さらに混ぜ合わせる。

5 粉ゼラチンを大さじ2のお湯で溶かし（または大さじ2の水を加えて電子レンジで約10秒温める）、④に加え、ゼラチンが固まらないうちに手早く混ぜ合わせる。

6 茶こしで⑤をこす。

7 ココットのような器に②を入れて、平らになるように形を整える。

8 ⑦に⑥を流し入れる。最後に表面が平らになるようにゴムベラなどを使って形を整え、一晩冷蔵庫で冷やす。

★器に⑥を入れ、上に②をのせてもアーモンドの香ばしさが感じられて美味しい！ ナッツが下バージョンは、爽やかでチーズが濃厚！ また、土台のナッツはバターが苦手な人はバターなしでも◯。どちらもお好みでどうぞ。

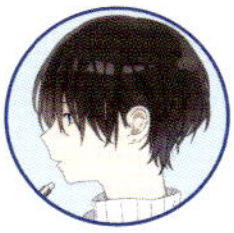

一般的なレアチーズケーキは、土台をクッキーなどで作りますが、今回はナッツを使って超低糖質に。⑥で生地を茶こしでこすのがちょっと面倒かもしれませんが、そのひと手間で、なめらかなケーキに仕上がります。

POINT

ゼラチンは糖質＆脂質ゼロ。60℃以上で溶け、20℃以下で固まるので、しっかりと溶かしてからクリームチーズに混ぜてください。

Sweets 3

クラッシュゼリー

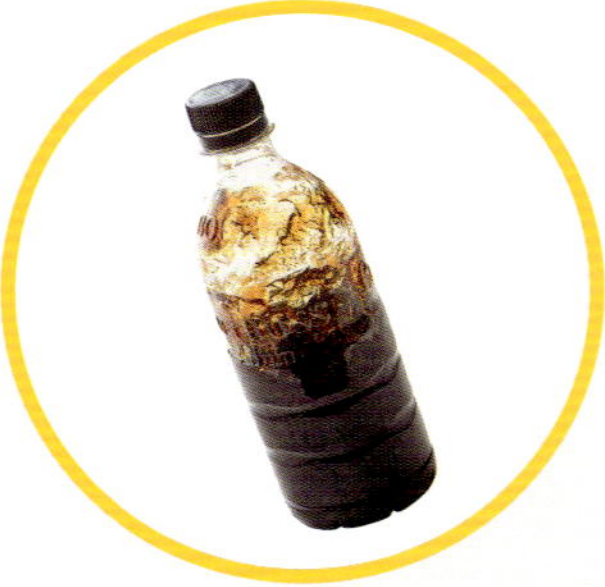

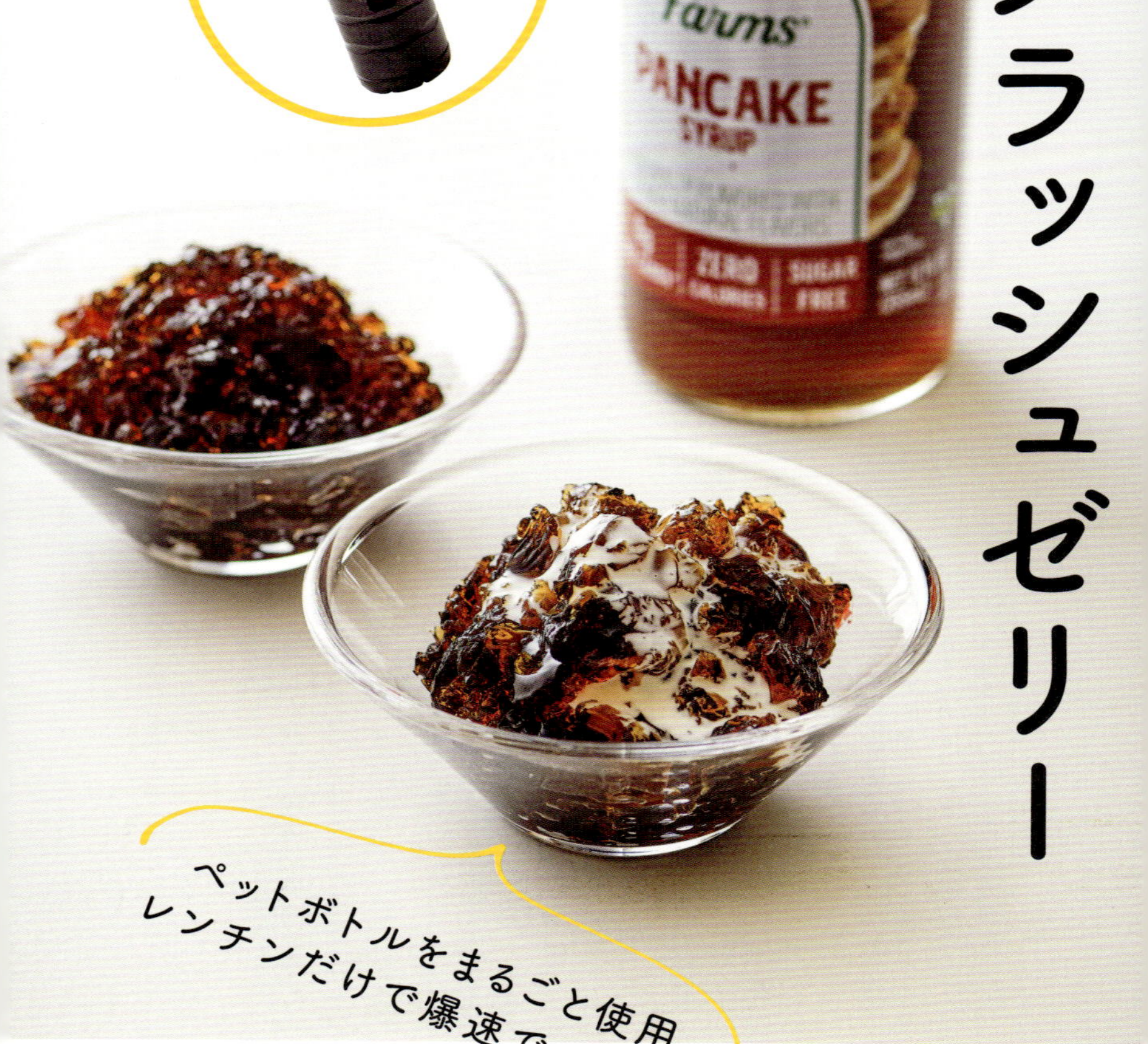

ペットボトルをまるごと使用
レンチンだけで爆速でできる‼

材料（1人分）

- 500mlのコーヒーペットボトル（無糖のブラックコーヒー）……1本
- 粉ゼラチン……10g（7.5g程度でやわらかめにしてもOK）
- ※甘さがほしい人は、糖質ゼロシュガー……30g
- 生クリーム……お好みで
- 糖質ゼロシロップ……お好みで

作り方

1. ペットボトルを開け、ざっくりと半分くらいのコーヒーをカップに出す。
2. ①のカップに粉ゼラチンを加えて、スプーンで混ぜ合わせる。
3. ②を電子レンジ600Wで1分加熱する。
4. ③をスプーンでよくかき混ぜて、①で使った500mlのペットボトル（半分くらいコーヒーが残っている状態）に戻し入れる。
5. ペットボトルのフタをして、やさしく上下を逆さにしながらフリフリして、全体的に混ぜ合わせる。
6. ⑤を冷蔵庫で3時間以上冷やす。
7. ⑥を食べたい量だけ、ペットボトルを押しながら器に入れる。お好みで生クリームや糖質ゼロシロップをかける。

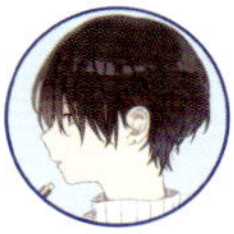

「食べたいときに食べる分だけ絞り出せる」ってところがポイントです。最後にゼリーがペットボトルにくっついて取れないときは、常温で少し置いておくと、スルスルと取れます。ゼラチンは20℃以上でやわらかくなるからね。

POINT

甘さがほしい人は、❷で糖質ゼロシュガー30gを加える。その分、❹であふれないようにコーヒーの量を少しだけ減らして。

Sweets 4

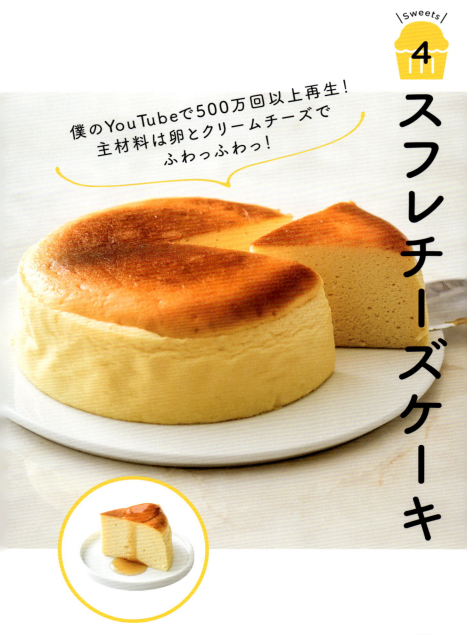

スフレチーズケーキ

僕のYouTubeで500万回以上再生！
主材料は卵とクリームチーズで
ふわっふわっ！

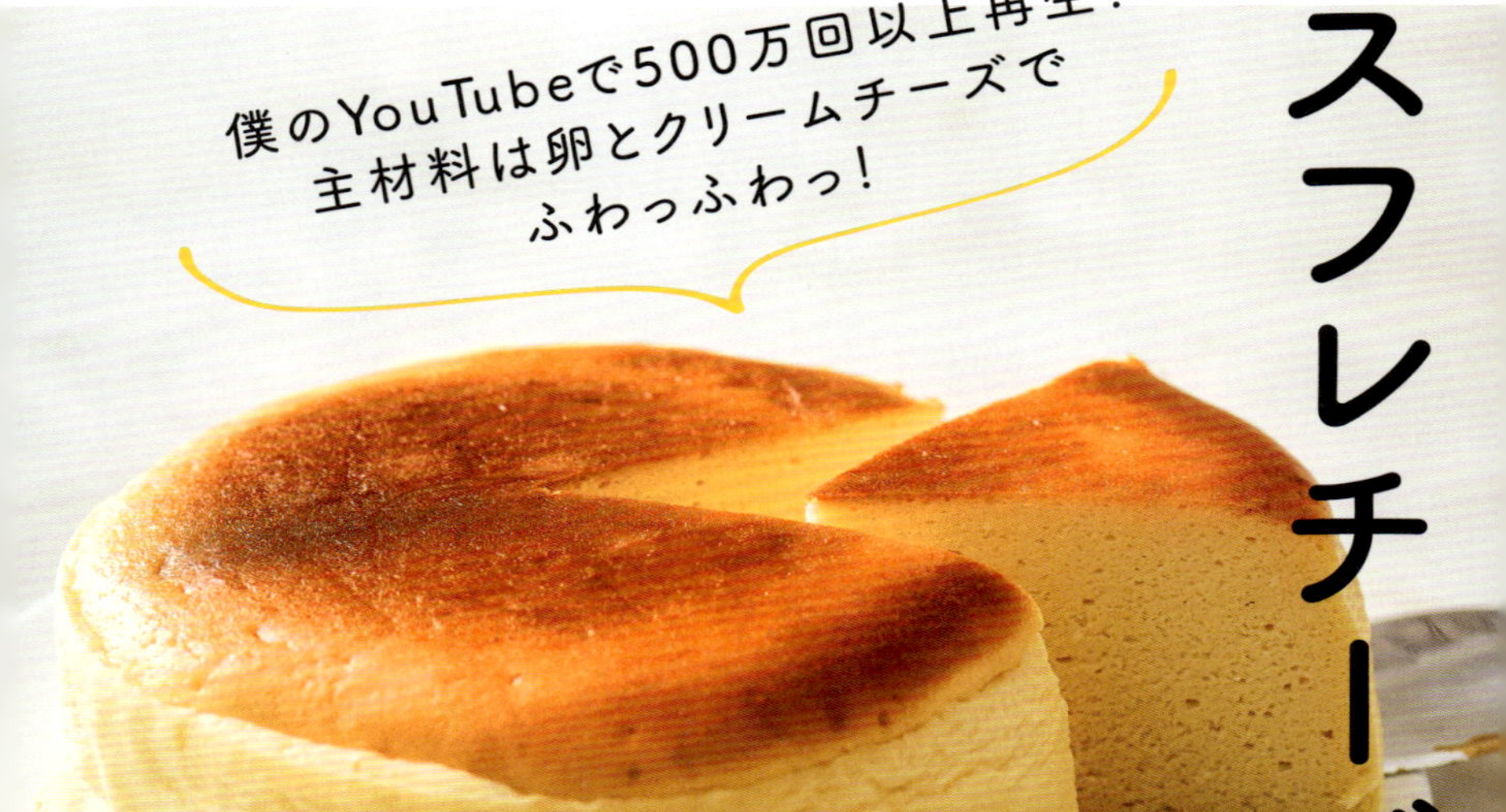

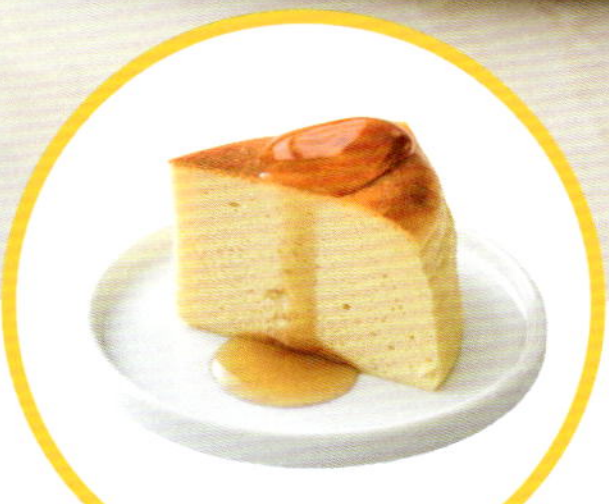

材料（1人分）

- クリームチーズ……200g
- 卵……2個
- 糖質ゼロシュガー……大さじ3
- 糖質ゼロシロップ……お好みで

作り方

1. 12cmケーキ型の内側全てにバターを薄く塗り、クッキングシートを底と側面に敷く。スフレチーズケーキは型よりも膨らむので、側面はふちより少し高めにクッキングシートを切って敷く。
2. ケーキ型の外側を包むようにアルミホイルを巻く（湯せんをしたときに、お湯が入らないようにするため）。
3. ボウルに、常温に戻すか、または電子レンジで20秒ほど温めてやわらかくしたクリームチーズを入れ、ゴムベラなどで、なめらかになるまで混ぜる。固いようであれば、電子レンジ600Wで10秒ずつ温めて、様子を見る。
4. 3に糖質ゼロシュガーを入れて、さらに混ぜ合わせる。この段階でクリームチーズにダマができている場合は、電子レンジでさらに10秒温めて、必ずなめらかにする。ただし、温めすぎはNG。
5. 卵を黄身と白身に分ける。黄身は4に加え、ゴムベラなどで混ぜ合わせる。白身は別のボウルに入れておく。
6. 白身を泡立ててメレンゲを作る。
7. 5に6を3回に分けて入れ、メレンゲの白い固まりを切るように、さっくりと混ぜ合わせる。
8. 2のケーキ型に7を入れる。型を台の上で数回軽く落として空気を抜き、形を整え、オーブントレイの上に置く。トレイのなかに沸かしたお湯を入れる。
9. 予熱（170℃で10分程度）しておいたオーブンにケーキののったトレイを入れ、170℃で40分焼く。一度オーブンを開け、ケーキにつまようじなどをさし、焼き加減を見る。つまようじに生地がつくようであれば、さらに5分焼く。
10. 焼けたら、オーブンの扉を少し開けてオーブンのなかで30分置く。
11. 粗熱をとってから、3時間以上冷蔵庫で冷やす。
12. 型からケーキを取り出し、皿にのせ、切り分けて食べる。お好みで糖質ゼロシロップをかける。

POINT

高さが出るので底まで焼けたか確認を。焼けていない場合は追加で焼きますが、焦げそうならアルミホイルをかぶせて焼いてもOK！

Sweets

5

プチシュークリーム

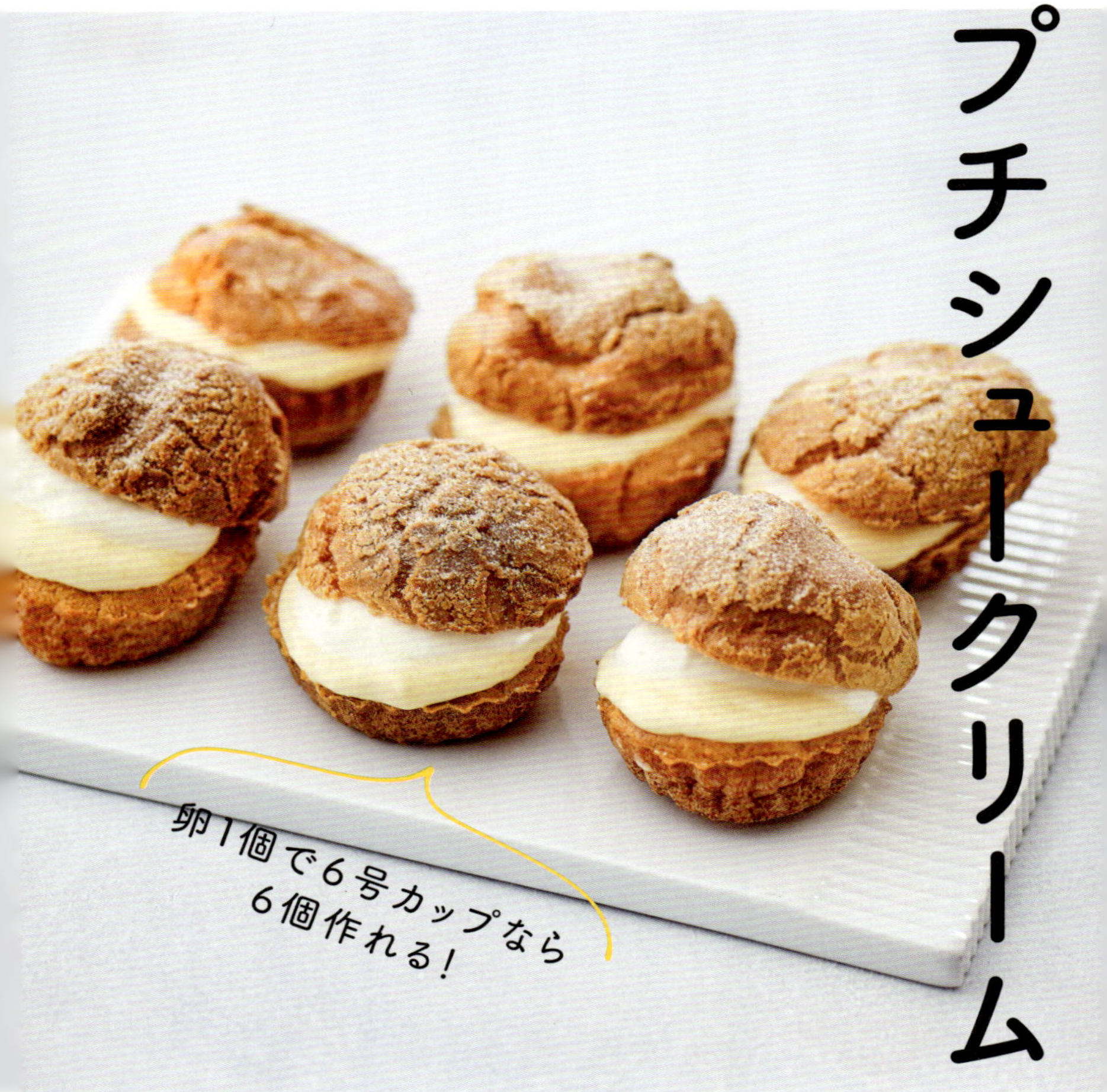

卵1個で6号カップなら
6個作れる!

材料（1人分）

- 生クリーム……15g
- きな粉……3g
- 卵……1個
- 低糖質カスタードクリーム……P142で紹介
- 生クリーム（糖質ゼロシュガーをお好みの量入れて泡立てておく）……お好みで
- 粉糖（糖質ゼロシュガーをジッパー付き袋などに入れてめん棒などで細かく砕く。白っぽくなったら完成）……お好みで

作り方

1 オーブンを200℃に合わせて予熱しておく（予熱機能がない場合は、200℃で10分くらい温めておく）。

2 ボウルに生クリーム、きな粉を入れて泡立て器で混ぜ合わせる。

3 2に卵を割り入れて、さらに混ぜ合わせる。

4 100円ショップで売っているシリコンおかず用カップ（6号）6個を、オーブントレイの上に均等に並べる。各カップに3を流し入れる。

5 オーブンに4を入れて、200℃で15分焼く。カリカリ食感がお好みなら、もう少し追加で焼く。

6 焼けたら、冷えるまで扉を開けずにそのまま粗熱をとる。

7 粗熱がとれたら、オーブンからトレイごと出す。カップから焼きあがったシューを全て取り出し、上から3分の1くらいのところで切り、フタと器に分ける。「低糖質カスタードクリーム」（P142で紹介）をスプーンでシューの器に入れる。お好みでさらに生クリームをスプーンでのせてダブルクリームにしてもOK。シューのフタをし、お好みで粉糖を茶こしで振りかける。

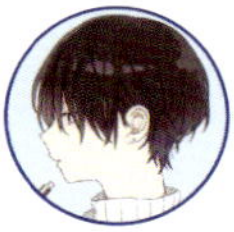

シュークリームってめちゃ難しいんですよ。僕は、100円ショップで売っているシリコンカップを使い、低糖質で簡単に作ります。ひと口サイズで食べやすくて、めちゃ美味しいです。

POINT

卵を加えたら、全体をしっかり混ぜますが、あまり泡立てないように注意してください。

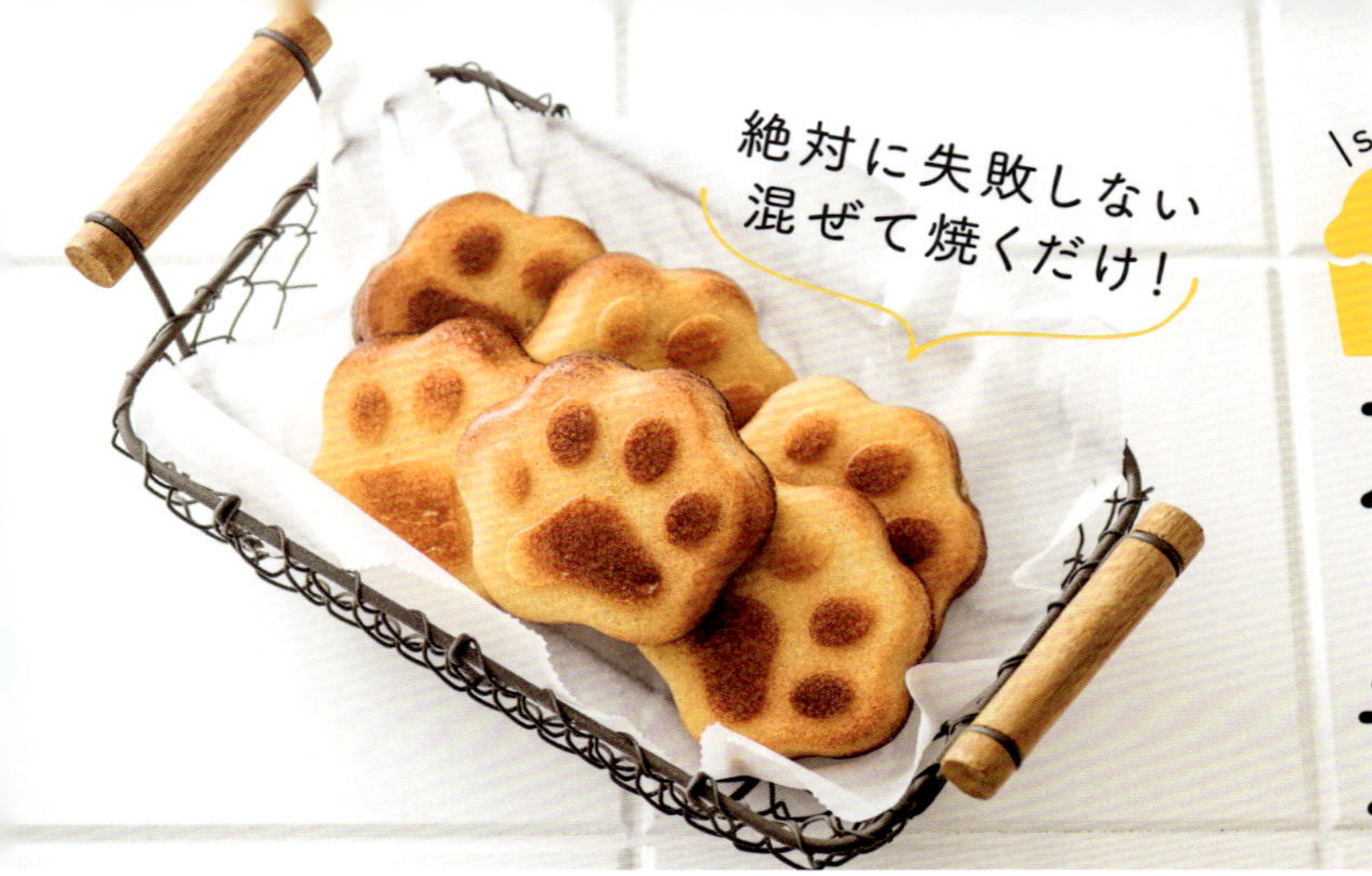

Sweets 6

アーモンドケーキ

材料（1人分）

- アーモンドプードル……50g
- 糖質ゼロシュガー……大さじ2
- 牛乳……50mℓ
- 卵……1個
- 無塩バター……15g
- ベーキングパウダー……4g

作り方

1 ボウルにアーモンドプードル、糖質ゼロシュガーを入れて、ゴムベラなどで混ぜ合わせる。

2 1に牛乳を回し入れ、泡立てないように混ぜる。

3 2に卵を割り入れ、そっと混ぜ合わせる。

4 バターを電子レンジで溶かし、3に入れて混ぜる。

5 4にベーキングパウダーを加えて混ぜる。

6 シリコン型に5を流し入れる（7割くらいを目安に）。

7 180℃のオーブン（予熱はなし）で約25分を目安に焼く。表面に焼き色がついてさらに焦げるぎりぎりまでしっかりと焼く。焼きあがったら、型から取り出す。

POINT

写真のように肉球のシリコン型で6個作った場合、1個あたりの糖質は約1.4g。めっちゃ糖質が少ないです。

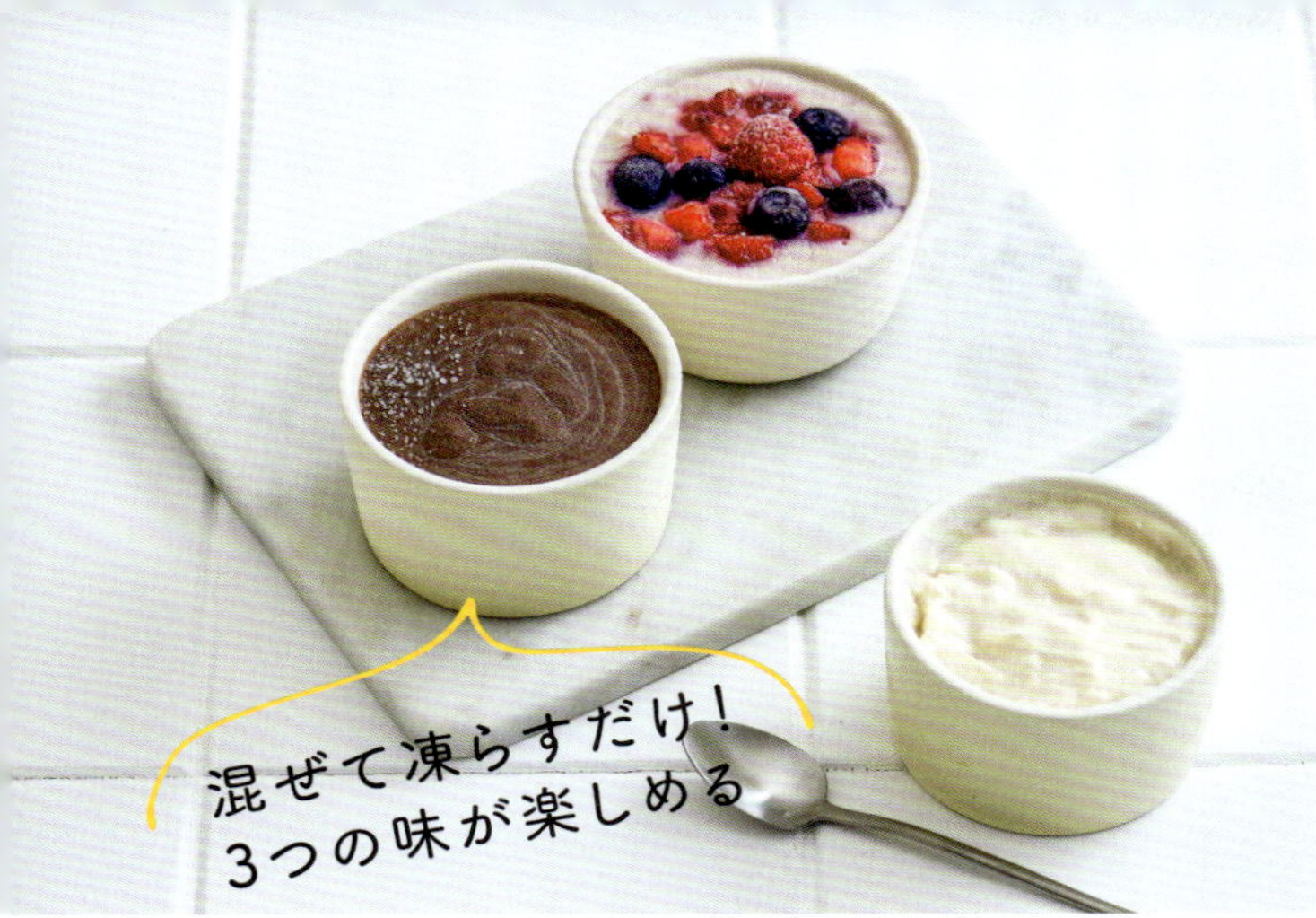

Sweets 7

ヨーグルトアイス

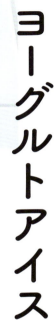

材料（1人分）

- 無糖ヨーグルト（豆乳ヨーグルトがおすすめ）……1パック（400g）
- 糖質ゼロシュガー……大さじ4
- 牛乳……60㎖（大さじ4）
- ココアパウダー……適量
- 冷凍ミックスベリー……適量

作り方

1. ボウルにヨーグルト、糖質ゼロシュガー、牛乳を入れて、泡立て器で混ぜ合わせる。
2. 3つの器に、1を均等に流し入れる。
3. ひとつはそのまま、2つ目はココアパウダーを適量混ぜる、3つ目は冷凍ミックスベリーを適量入れる。
4. 3を器ごと冷凍庫で一晩冷やす。

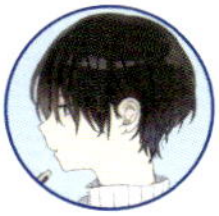

食べる35分くらい前に冷凍庫から出して常温に置き、スプーンでザクザクかき混ぜながら食べるのがおすすめ。

POINT

市販のアイスクリームは砂糖と添加物の塊！　自分で作れば低糖質で安全安心、しかも、めちゃくちゃ美味しく作れます。

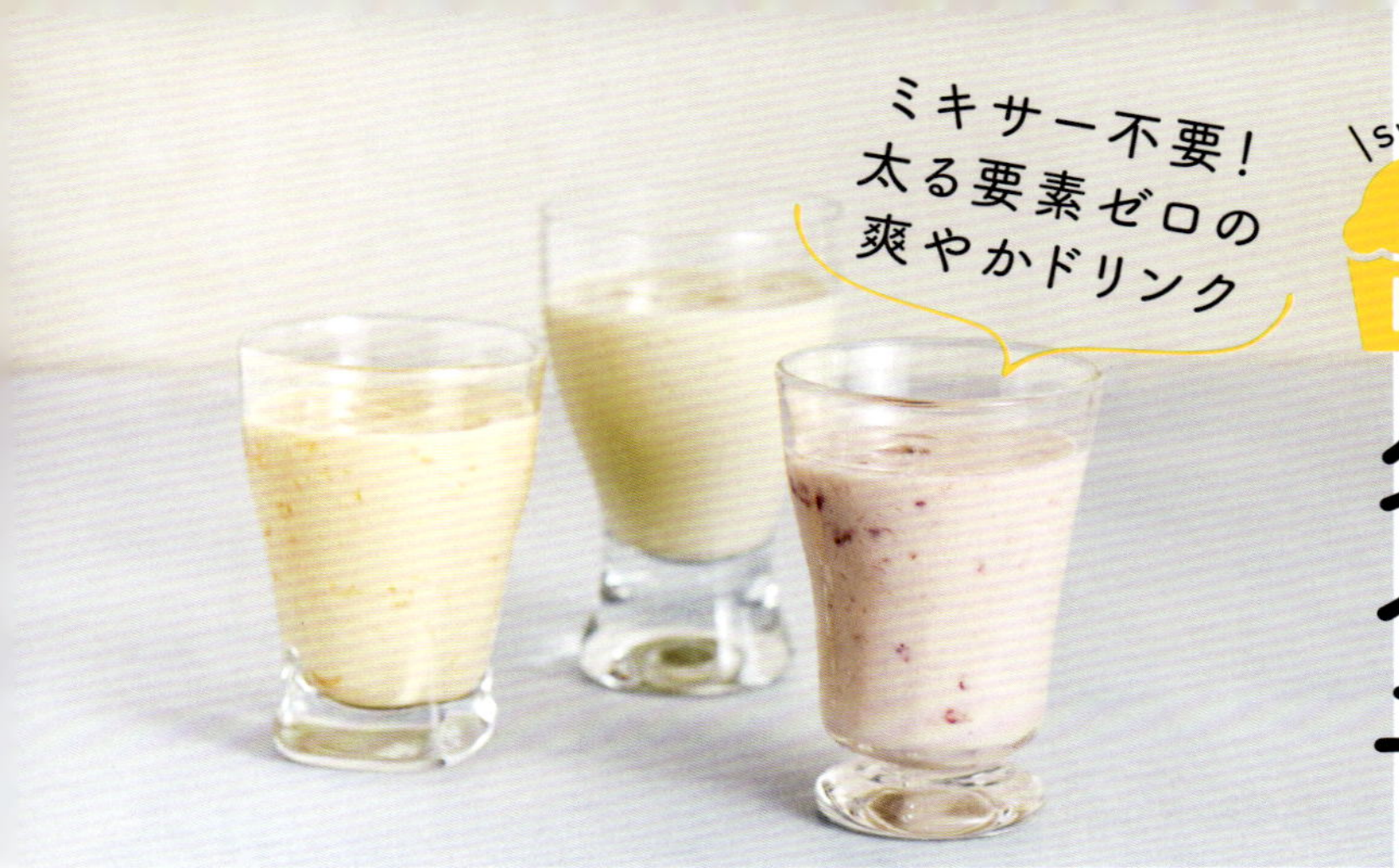

ミキサー不要！
太る要素ゼロの
爽やかドリンク

Sweets 8

ダイエットラッシー

材料（1人分）

- 無糖プレーンヨーグルト（豆乳ヨーグルトがおすすめ）……100g
- 豆乳（牛乳でもOK）……100㎖
- 糖質ゼロシュガー……20g
- 氷……適量

作り方

1 マルチシェイカーまたはボウルに、ヨーグルト、豆乳、糖質ゼロシュガー、氷を入れる。

2 シェイカーのフタをして、シェイクする。氷が小さくなったらグラスに注ぐ。ストローをさしても！

アレンジレシピ　フルーツダイエットラッシー

1 冷凍フルーツ（ストロベリー、アップルマンゴー）40g程度を、電子レンジ600Wで約50秒加熱し、フォークでつぶす。

2 基本のダイエットラッシーをシェイカーで作り、1と適量の氷を加え、フタをしめてシェイクする。グラスに注ぐ。

POINT

シェイカーがなくても、ボウルに材料を入れて泡立て器で混ぜて作れます。豆乳ヨーグルトと豆乳で作ると、低糖質でよりヘルシー！

Sweets 9

低糖質プリン

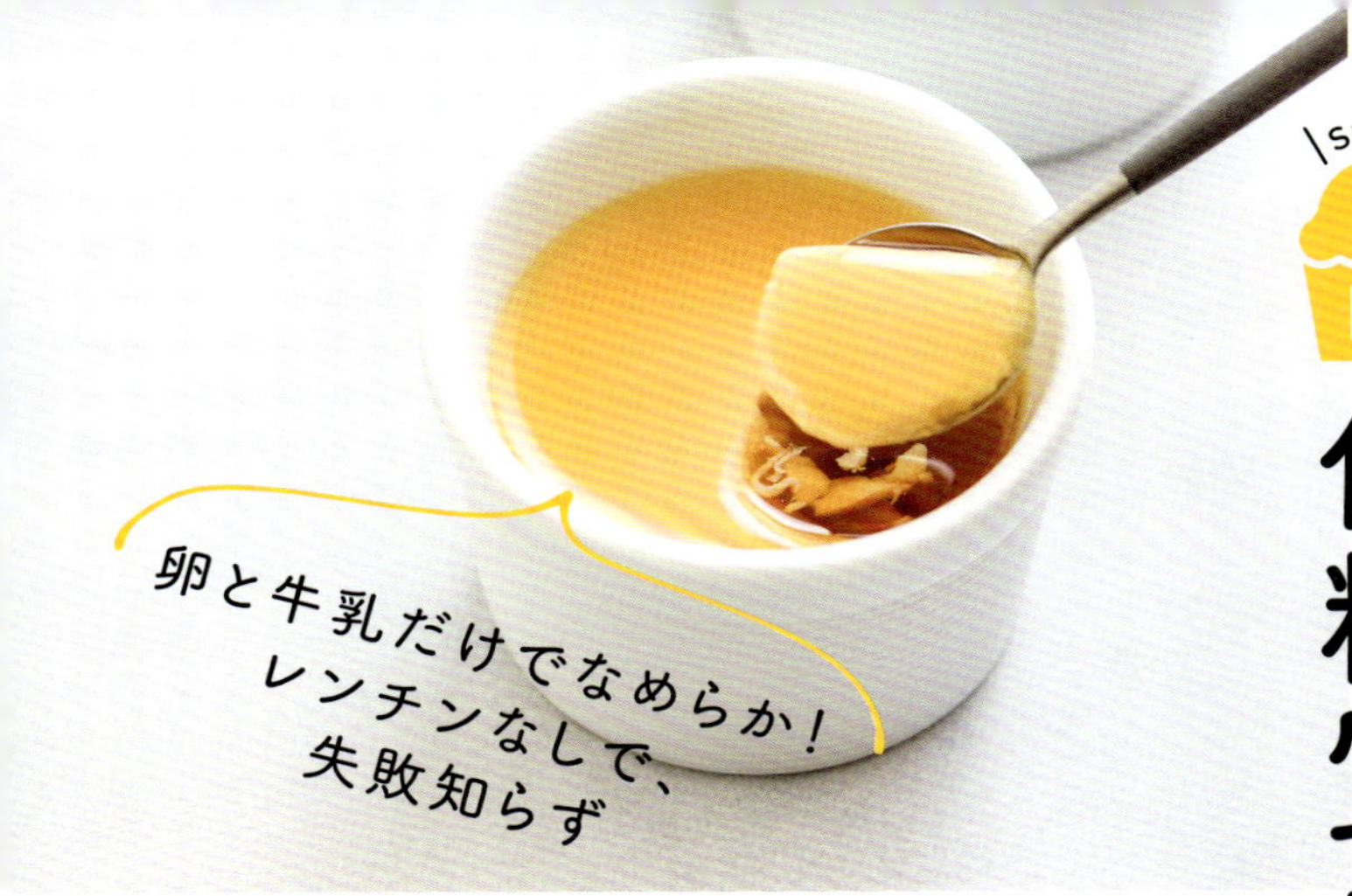
卵と牛乳だけでなめらか！
レンチンなしで、
失敗知らず

材料（1人分）

- 卵……1個
- 牛乳……140ml
- 糖質ゼロシュガー……大さじ2
- バニラエッセンス……あればお好みで

作り方

1. ボウルに卵を割り入れ、糖質ゼロシュガーを加えて混ぜる。
2. 1に牛乳を加え、さらによく混ぜ合わせる。
3. プリンの器2つに、2を茶こしでこしながら流し入れる。
4. バニラエッセンスを数滴たらして混ぜ、表面の泡をスプーンで取り除いておく。上からアルミホイルをかぶせる。
5. フライパンにプリンの器がつかる程度の水を入れて一度沸騰させたら、ギリギリ沸騰するかしないかくらいの弱火にする。
6. フライパンに4を置き、フタをして弱火で10分蒸す。
7. 10分たったら火を止めて、そのまま5分置く。
8. アルミホイルを外して粗熱をとり、冷蔵庫で一晩寝かせる。食べるときは糖質ゼロシロップを適量かけてもいい。

POINT

器を傾けたときに流れるようであれば、再び沸騰ギリギリの弱火で数分追加して蒸します。傾けても流れないようになるまで蒸してください。

Sweets 10

低糖質チョコドーナツ

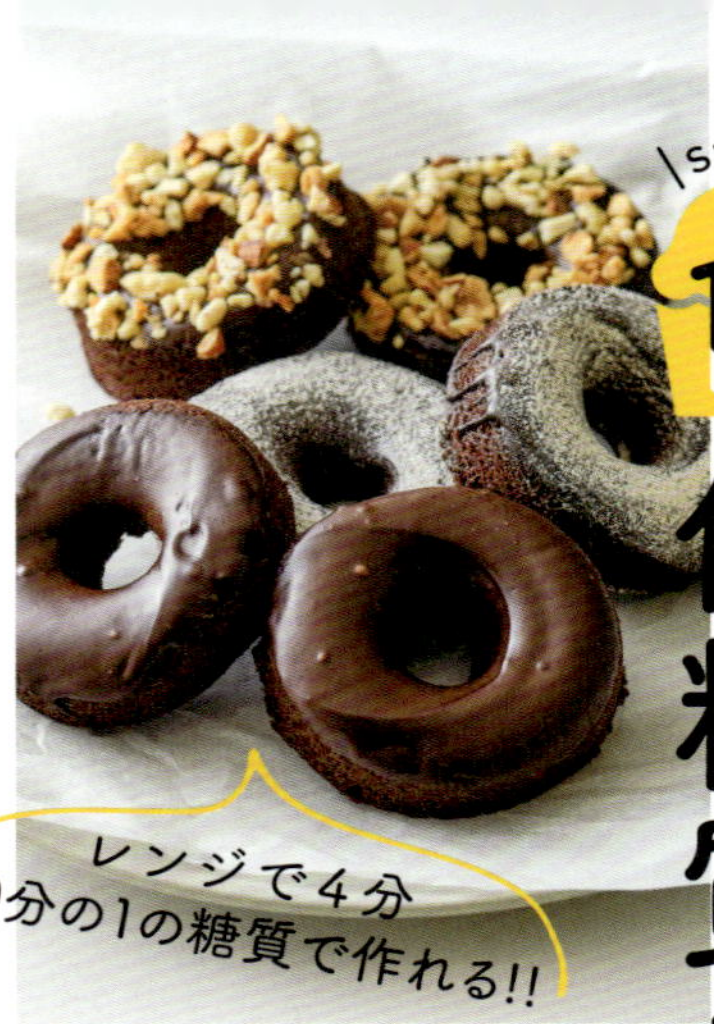

レンジで4分
10分の1の糖質で作れる!!

材料(1人分)

- 豆乳おからパウダー……25g
- アーモンドプードル……10g
- 糖質ゼロシュガー……30g
- ベーキングパウダー……4g
- ココアパウダー……15g
- 卵……1個
- 無塩バター……20g
- 牛乳または豆乳……65g
- 1枚5g中、糖質1gのチョコレート(今回使用したのは「チョコレート効果CACAO86%」/明治)……8枚

作り方

1 ボウルに豆乳おからパウダー、アーモンドプードル、糖質ゼロシュガー、ベーキングパウダー、ココアパウダーを入れて、ゴムベラなどでざっくりと混ぜ合わせる。

2 1に牛乳を加えて、卵を割り入れ、混ぜ合わせる。

3 バターを電子レンジで20秒ほど温めて溶かし、2に入れてよく混ぜ合わせる。

4 3をゴムベラとスプーンを使って、電子レンジOKのドーナツ型(1プレートで6個分)に入れる。あとで生地の量を調整するために、ボウルには少し生地を残しておく。

5 4の型を台の上で数回軽く落として生地の量が均一になるように調整し、少し足りないところに残しておいた生地を入れ、全てが同じ生地の量になるように整える。電子レンジ600Wで4分加熱する。粗熱をとり、型からドーナツを取り出す。

6 ボウルにコーティング用のチョコレートを入れ、湯せん(または電子レンジで30秒加熱)して溶かす。このボウルにドーナツを入れて、片面だけにチョコレートをつける。

POINT

電子レンジから出してすぐに型から外そうとすると、ボロボロになってしまうので、必ず粗熱をとってから外します。

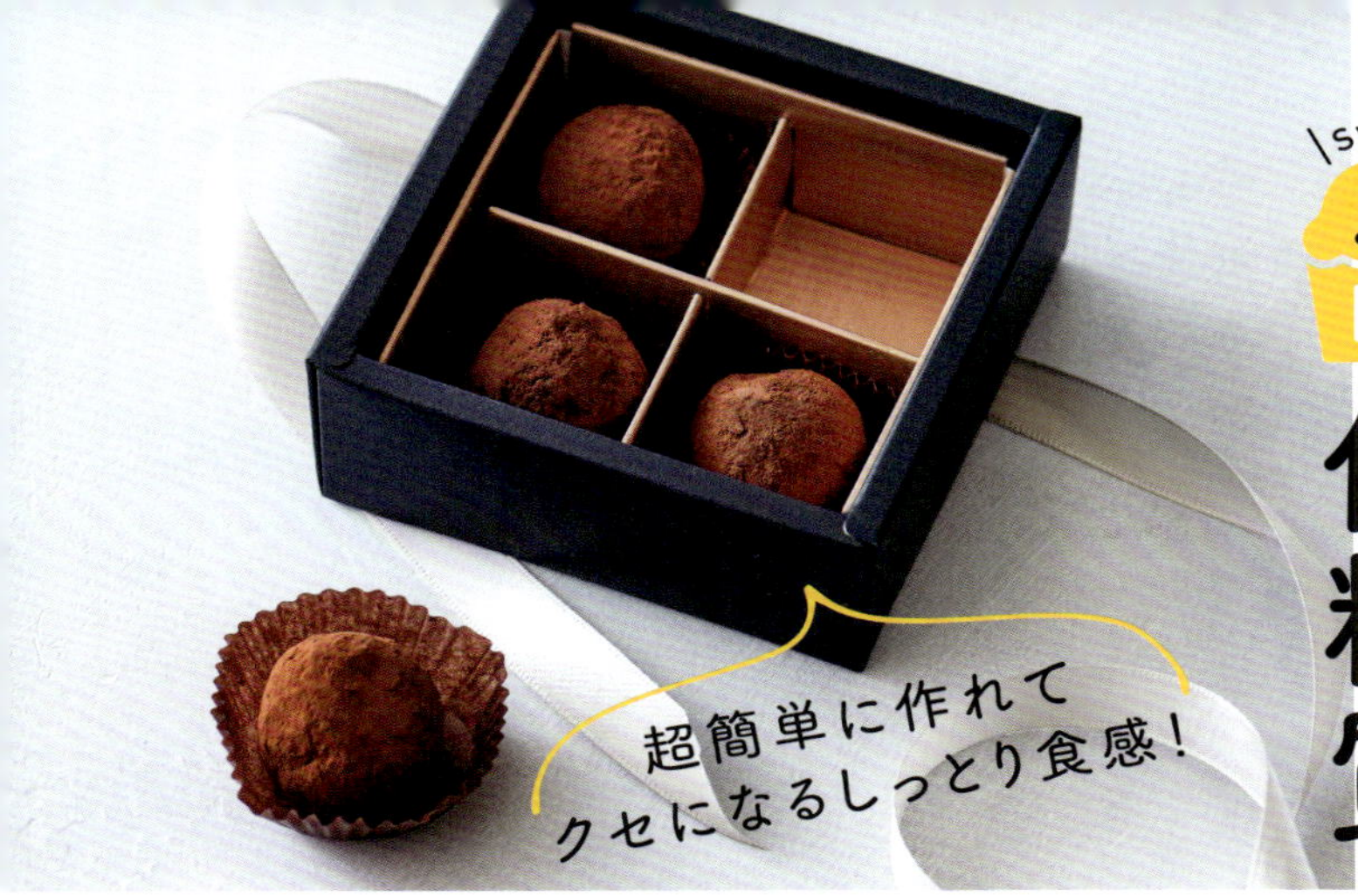

Sweets 11

低糖質トリュフチョコ

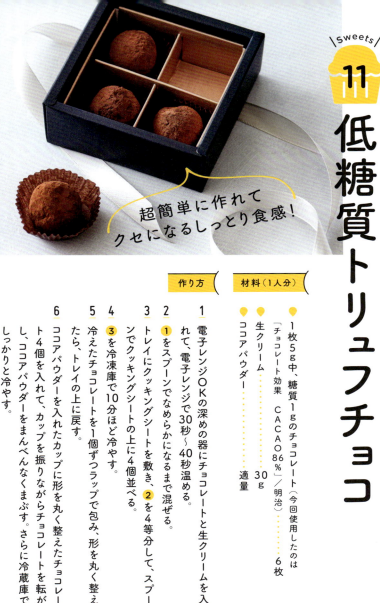

材料（1人分）

- 1枚5g中、糖質1gのチョコレート（今回使用したのは「チョコレート効果　CACAO86%」／明治）……6枚
- 生クリーム……30g
- ココアパウダー……適量

作り方

1. 電子レンジOKの深めの器にチョコレートと生クリームを入れて、電子レンジで30秒〜40秒温める。
2. 1をスプーンでなめらかになるまで混ぜる。
3. トレイにクッキングシートを敷き、2を4等分して、スプーンでクッキングシートの上に4個並べる。
4. 3を冷凍庫で10分ほど冷やす。
5. 冷えたチョコレートを1個ずつラップで包み、形を丸く整えたら、トレイの上に戻す。
6. ココアパウダーを入れたカップに形を丸く整えたチョコレート4個を入れて、カップを振りながらチョコレートを転がし、ココアパウダーをまんべんなくまぶす。さらに冷蔵庫でしっかりと冷やす。

POINT

チョコ4個入りのパッケージに入れると、まさに高級チョコレートブランドのトリュフ!!　バレンタインのプレゼントにも。

Sweets 12

グルテンフリーで作る さくさく&しっとりクッキー

低糖質で見た目も
美味しさも
某お菓子メーカーの
人気クッキーを作る!

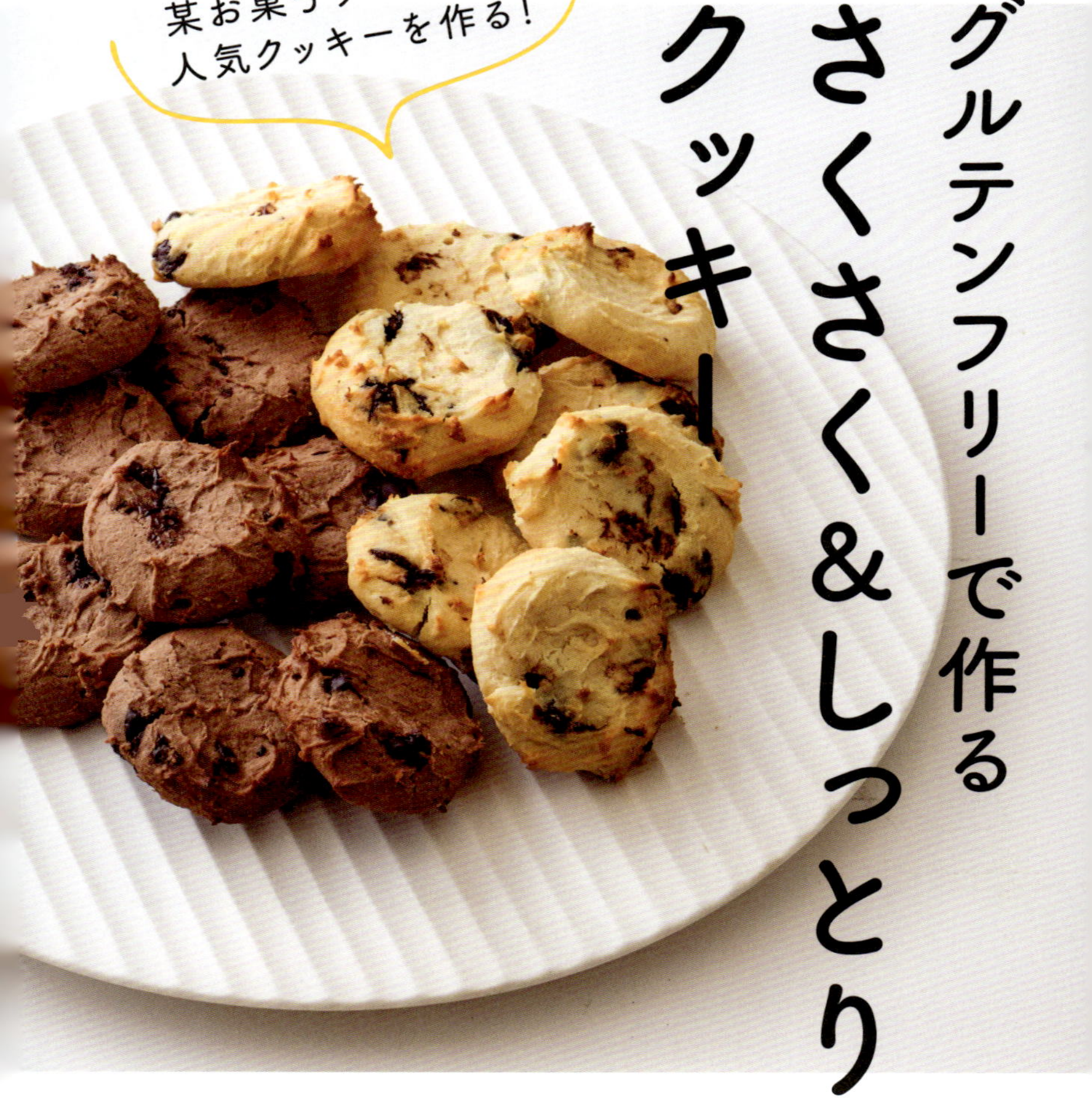

材料（1人分）

- クリームチーズ……100g
- 糖質ゼロシュガー……45g
- 無塩バター……25g　● 卵……1個
- 豆乳おからパウダー……30g
（普通のおからパウダーなら24g）
- ココアパウダー……2g
- お好きなチョコレート（今回使用したのは「チョコレート効果　CACAO86%」／明治）……6枚

作り方

1 耐熱ボウルにクリームチーズを入れて電子レンジ600Wで30秒ほど温め、ゴムベラでなめらかになるまで混ぜる。

2 ①に糖質ゼロシュガーを入れて、よく混ぜ合わせる。

3 バターを電子レンジで40秒ほど温めて溶かし、②に入れてよく混ぜ合わせる。

4 ③に卵を割り入れ、よく混ぜ合わせる。

5 ④に豆乳おからパウダーを入れて、よく混ぜ合わせる。

6 ⑤の生地をざっくりと2つに分け、半分を別のボウルに入れる。

7 ひとつのボウルの生地だけに、ココアパウダーを入れてよく混ぜる。

8 チョコレートを粒状にカットしたものを、2つのボウルの生地にそれぞれ1／2ずつ加え、スプーンで混ぜ合わせる。

9 オーブントレイにクッキングシートを敷く。2つのボウルの生地をそれぞれざっくり8等分してスプーンですくい、もうひとつのスプーンを使ってクッキングシートの上に置く。2つのボウル合わせて、全部でクッキー16個分の生地を均等に並べる。

10 オーブンを160℃に合わせて予熱しておく（予熱機能がない場合は、160℃で10分くらい温めておく）。

11 ⑨を160℃のオーブンで20分焼く。焼きあがったらトレイごと取り出し、熱いうちにスプーンの裏側で1個ずつクッキーの真ん中を凹ます。

12 粗熱をとって冷蔵庫で1時間以上冷やす。

POINT

最後にしっかりと冷蔵庫で冷やすことで、外はさくさく、中身はしっとりとして、断然美味しくなります。

Sweets

13

みんな大好き！ロングセラークッキー

めっちゃ簡単・
美味しい・
低糖質！

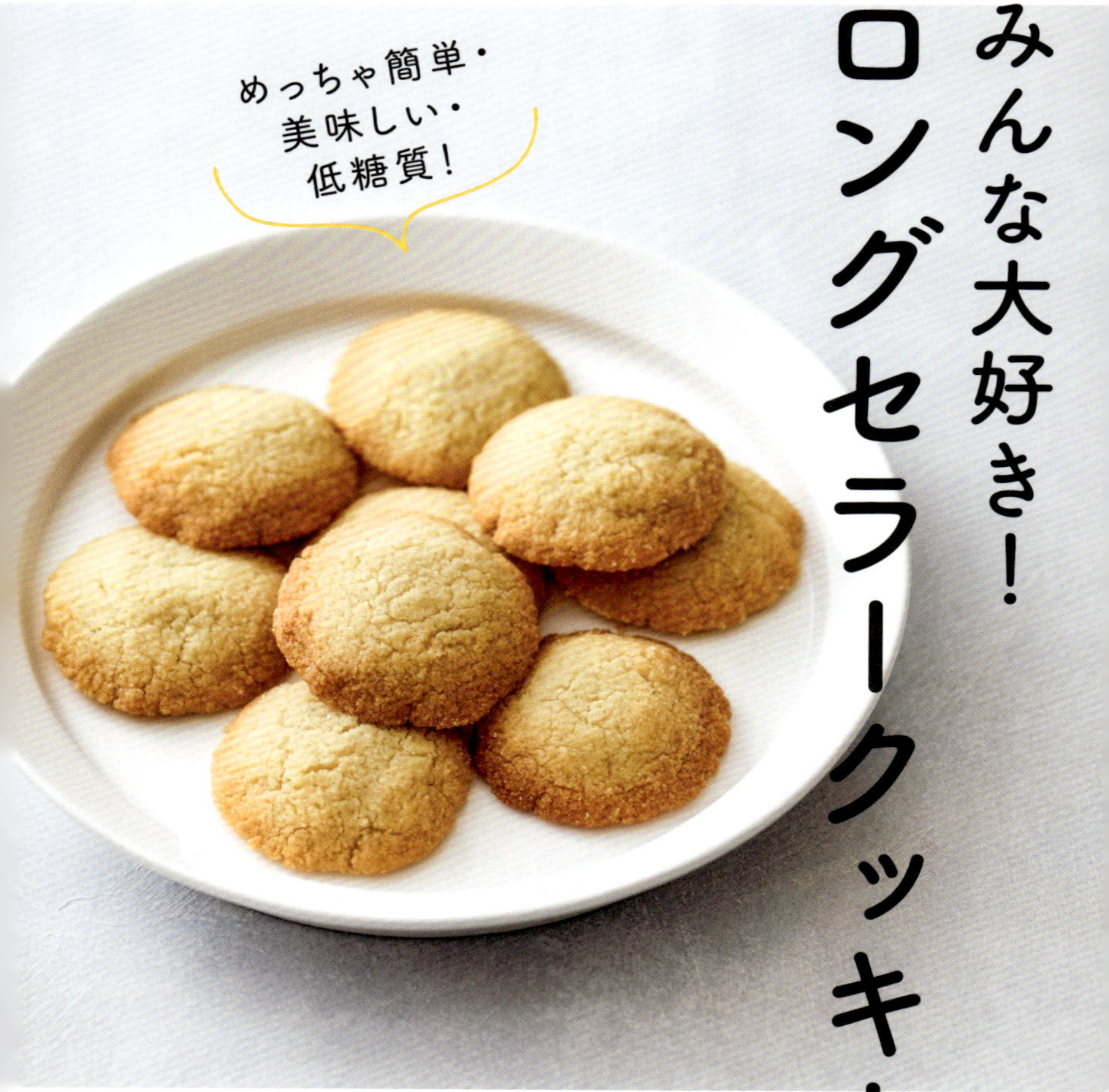

材料（1人分）

- 無塩バター……25g
- アーモンドプードル……40g
- 糖質ゼロシュガー……大さじ1

作り方

1 バターを電子レンジで40秒ほど温めて溶かしておく。

2 オーブンを170℃に合わせて予熱しておく（予熱機能がない場合は、170℃で10分くらい温めておく）。

3 ボウルにアーモンドプードル、糖質ゼロシュガーを入れてスプーンで混ぜ合わせる。

4 3に1のバターを入れて、さらによく混ぜる。

5 オーブントレイにクッキングシートを敷く。ボウルの生地をざっくり9等分し、1個分の生地を手にとり、丸くする。オーブントレイに9個分を均等に並べる。最後に1個ずつ、人差し指で軽くつぶして平らにする。

6 5を170℃のオーブンで7分程度焼く（焦げやすいので様子を見ながら）。クッキーのまわりがきつね色に変わっていればOK。

7 オーブンからトレイごと取り出し、焼きあがりをすぐに触ると崩れやすいので、3時間以上常温で冷ます。

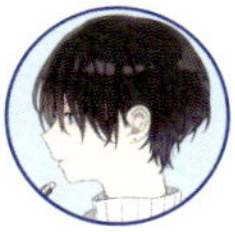

材料3つだけで、1枚糖質約0.5gのサクサクとしたくちどけのお月さまのように丸いクッキーができます！

POINT

焼きたてはとってもやわらかいので触らないで。3時間くらい放置するとサクサククッキーに。次の日食べると一番サクサクします。

Sweets 14

ダイエットスコーン

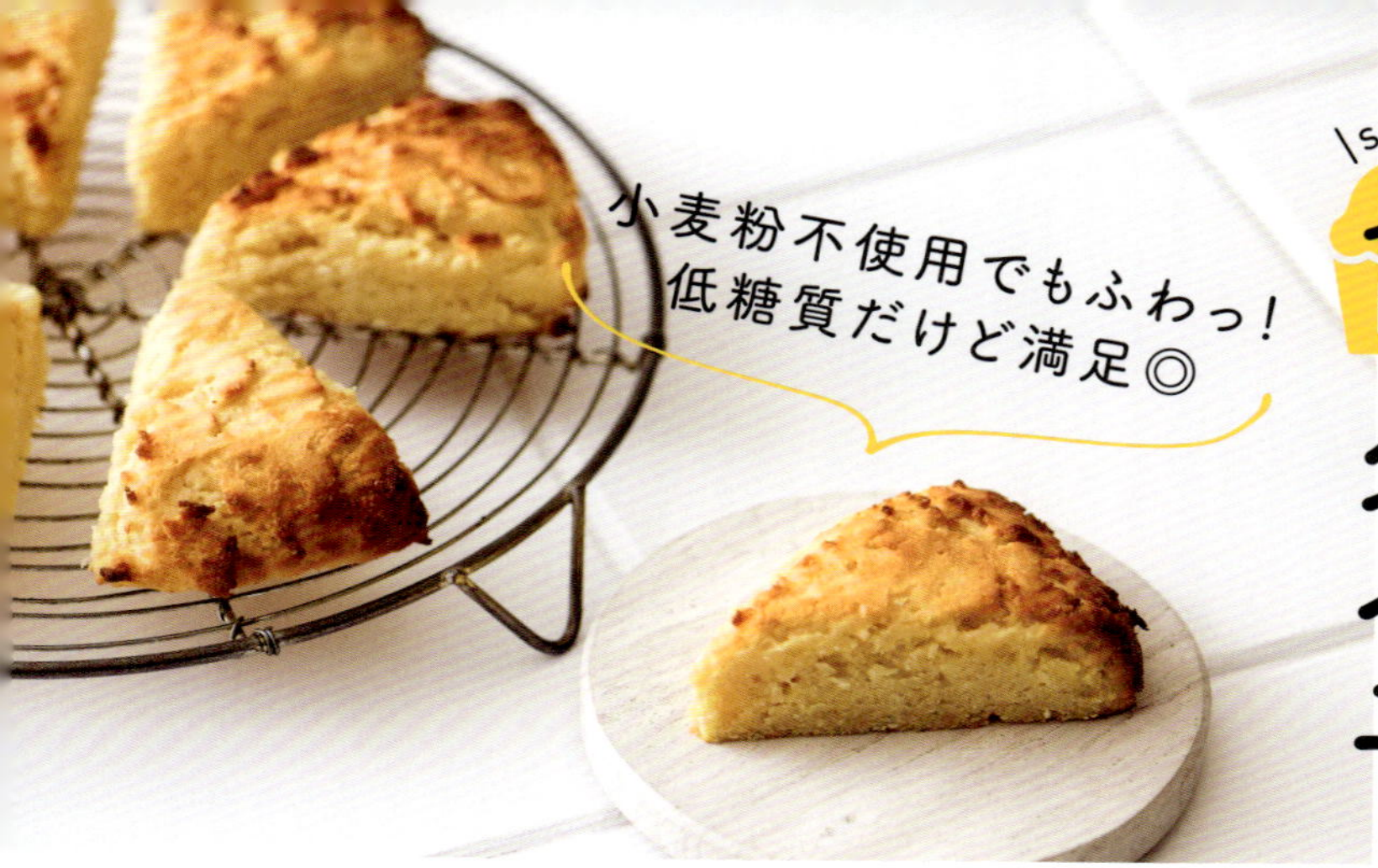

小麦粉不使用でもふわっ！
低糖質だけど満足◎

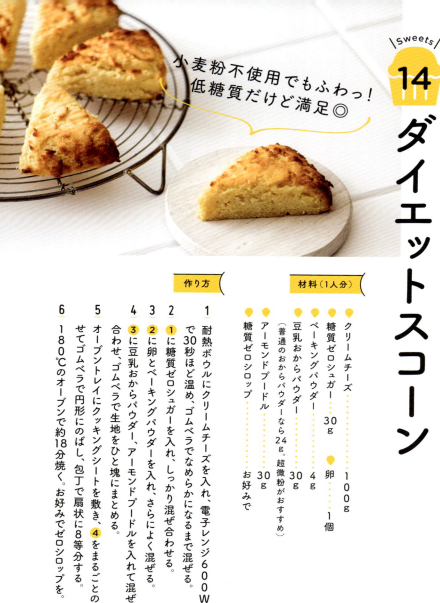

材料（1人分）

- クリームチーズ……100g
- 糖質ゼロシュガー……30g
- 卵……1個
- ベーキングパウダー……4g
- 豆乳おからパウダー……30g
（普通のおからパウダーなら24g。超微粉がおすすめ）
- アーモンドプードル……30g
- 糖質ゼロシロップ……お好みで

作り方

1 耐熱ボウルにクリームチーズを入れ、電子レンジ600Wで30秒ほど温め、ゴムベラでなめらかになるまで混ぜる。

2 1に糖質ゼロシュガーを入れ、しっかり混ぜ合わせる。

3 2に卵とベーキングパウダーを入れ、さらによく混ぜる。

4 3に豆乳おからパウダー、アーモンドプードルを入れて混ぜ合わせ、ゴムベラで生地をひと塊にまとめる。

5 オーブントレイにクッキングシートを敷き、4をまるごとのせてゴムベラで円形にのばし、包丁で扇状に8等分する。

6 180℃のオーブンで約18分焼く。お好みでゼロシロップを。

POINT

4で手でギューッと固めると固いスコーンになってしまうので、生地はゴムベラでまとめる程度に。

Sweets 15

サクホロのスノーボールクッキー

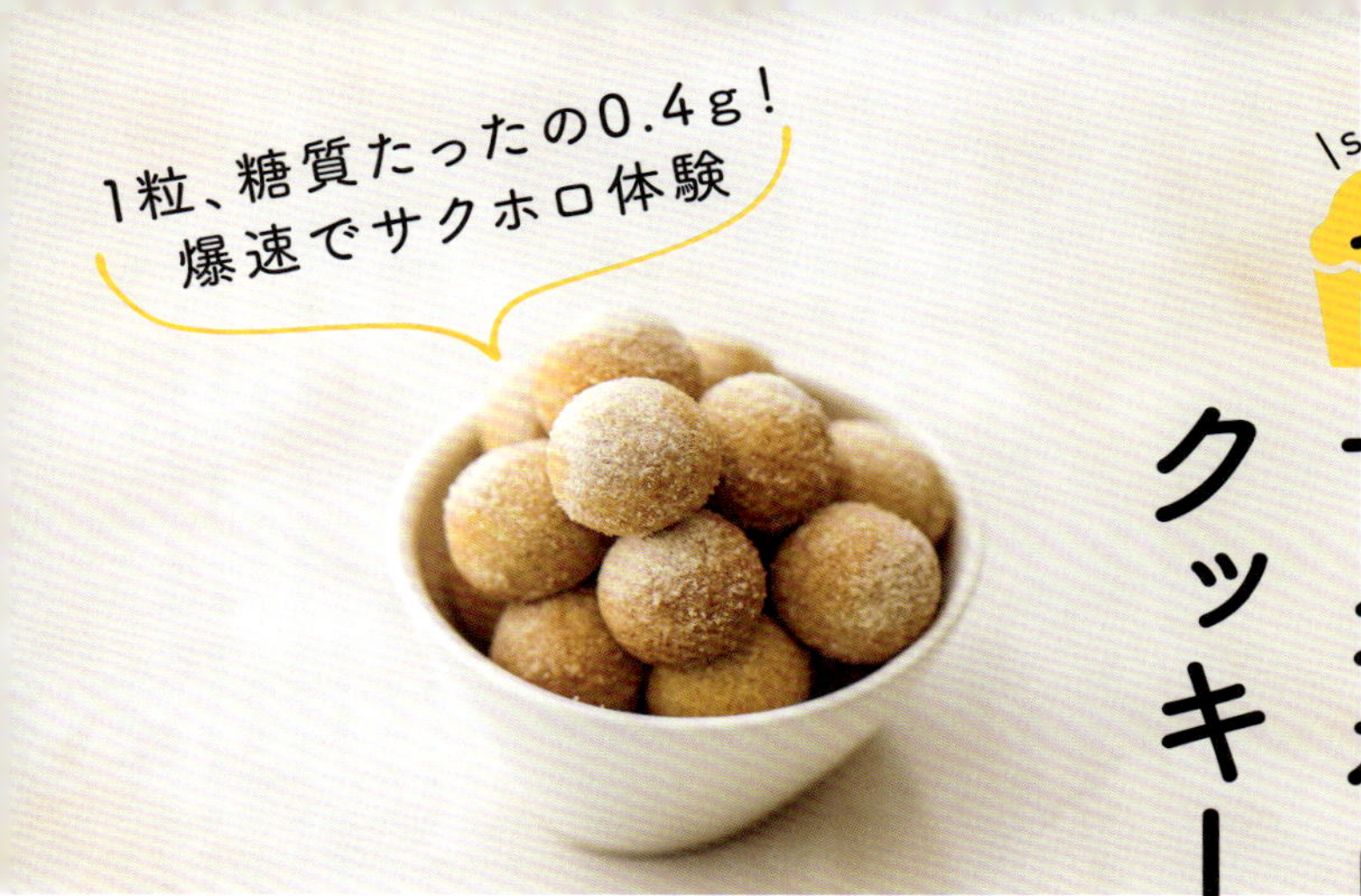

1粒、糖質たったの0.4g！
爆速でサクホロ体験

材料（1人分）

- 無塩バター……30g
- 糖質ゼロシュガー……20g
- 豆乳おからパウダー……20g
（普通のおからパウダーなら16g）
- アーモンドプードル……30g
- 粉糖（糖質ゼロシュガーをジッパー付き袋などに入れてめん棒などで細かく砕く。白っぽくなったら完成）……適量

作り方

1 バターを電子レンジ600Wで20秒ほど温め、少し溶かす。

2 ①に糖質ゼロシュガーを入れ、白くなるまでよく混ぜる。

3 ②に豆乳おからパウダー、アーモンドプードルを入れて混ぜ、まとめた生地をラップで四角形に整えて包む。冷蔵庫で20分くらい冷やし、生地を16等分に切る。

4 ③を1個分ずつ丸めて、クッキングシートを敷いたオーブントレイの上に均等に並べ、170℃のオーブンで15分焼く。

5 ボウルに粉糖を入れ、焼けた④を入れて全体にまぶす。

POINT

アーモンドプードルを少し多めに入れて、香ばしく仕上げました。1粒で糖質たったの0.4g、全部食べても糖質6.4gです。

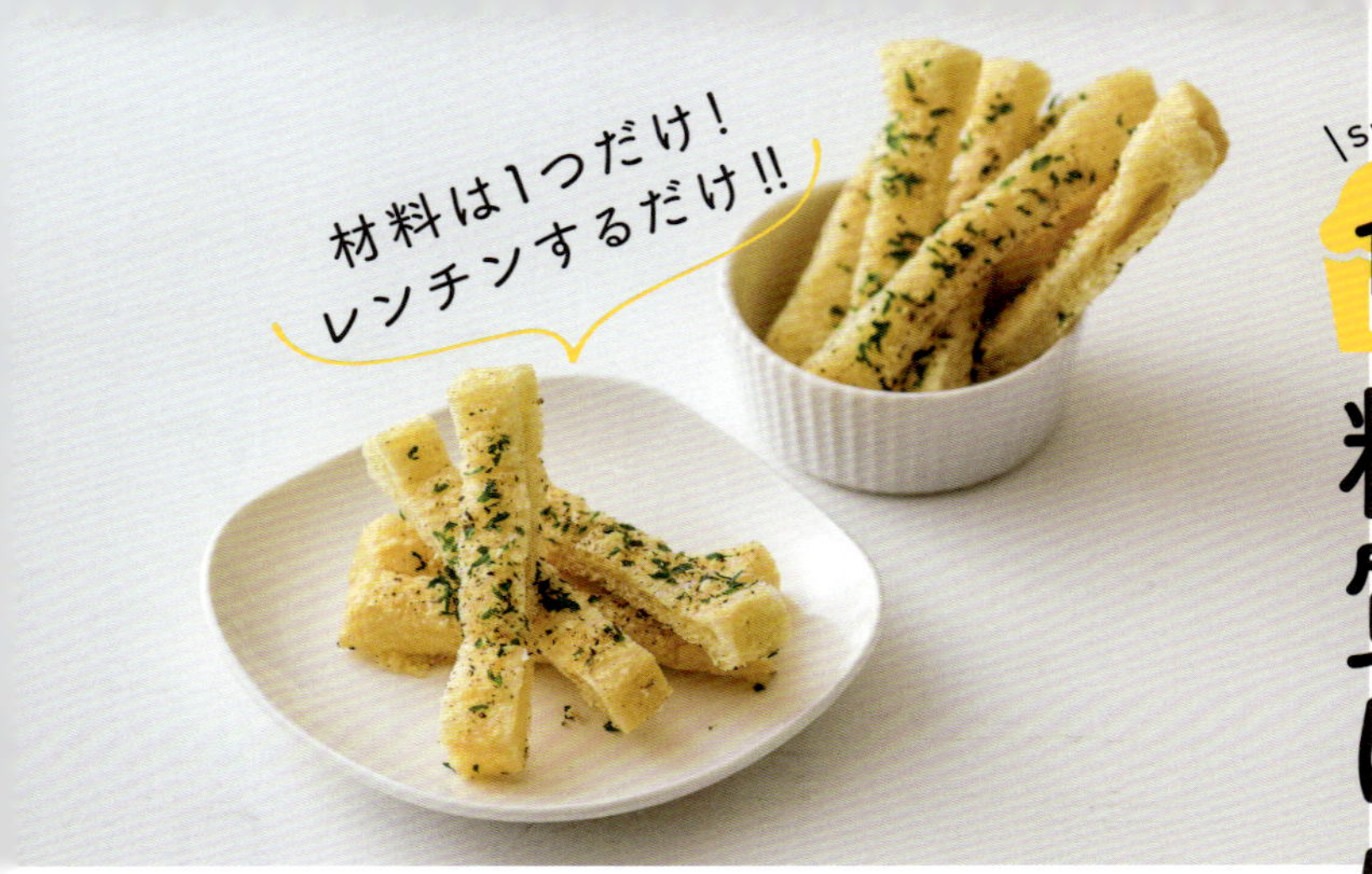

Sweets 16

糖質ほぼ0のスナック菓子

材料（1人分）

- 油揚げ……1枚
- 塩、こしょう……適量
- 乾燥パセリ、粉チーズなど……お好みで適量

作り方

1. 油揚げを包丁で細く切る。
2. 1をボウルに入れて塩、こしょうをかける（お好みで、さらに乾燥パセリ、粉チーズを振りかける）。
3. 電子レンジ使用可能なトレイにクッキングシートを敷き、2を均等に並べる。
4. 3を電子レンジ600Wで5〜6分加熱する。

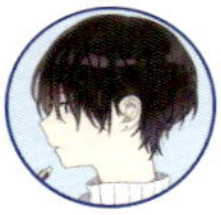

味付けは塩、こしょうのほか、乾燥パセリなどお好みのものを振ってもOK。僕のおすすめは粉チーズです。

POINT

油揚げはできるだけ細く切ったほうが、サクッと仕上がって、人気の某スナック菓子の食感に近くなります。

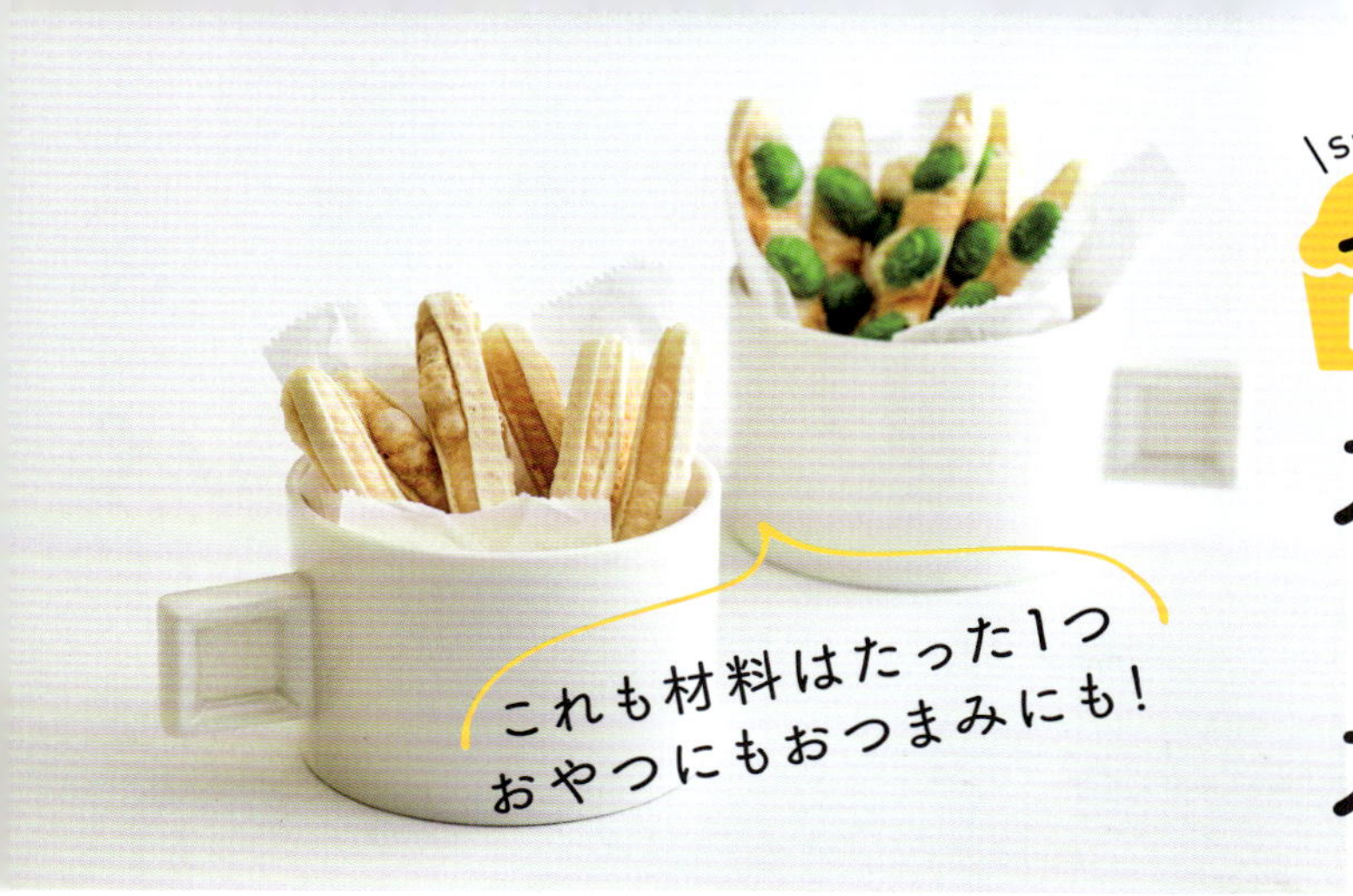
これも材料はたった1つ
おやつにもおつまみにも!

Sweets 17

カリカリチーズスティック

材料（1人分）

- チーズ鱈……1パック
（ここでは15本入りのものを使用）

作り方

1 電子レンジ使用可能なトレイにクッキングシートを敷き、チーズ鱈をチーズが見えるように1本ずつ均等に並べる。

2 1を電子レンジ600Wで1分20秒加熱する。

アレンジレシピ

枝豆入りカリカリチーズスティック

1 チーズ鱈を電子レンジ600Wで20秒加熱したら、一度取り出し、冷凍枝豆を1本につき、3粒ずつ均等にのせる。

2 1を電子レンジ600Wで1分加熱する。

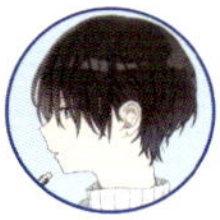

レンチンで爆速で作れて低糖質！　全国の居酒屋さんのメニューに入れてほしい一品です。

POINT

加熱直後よりも、粗熱をとってから食べたほうがカリカリに。1袋15本入りのチーズ鱈を使用した場合、全部食べても糖質は3.8g！

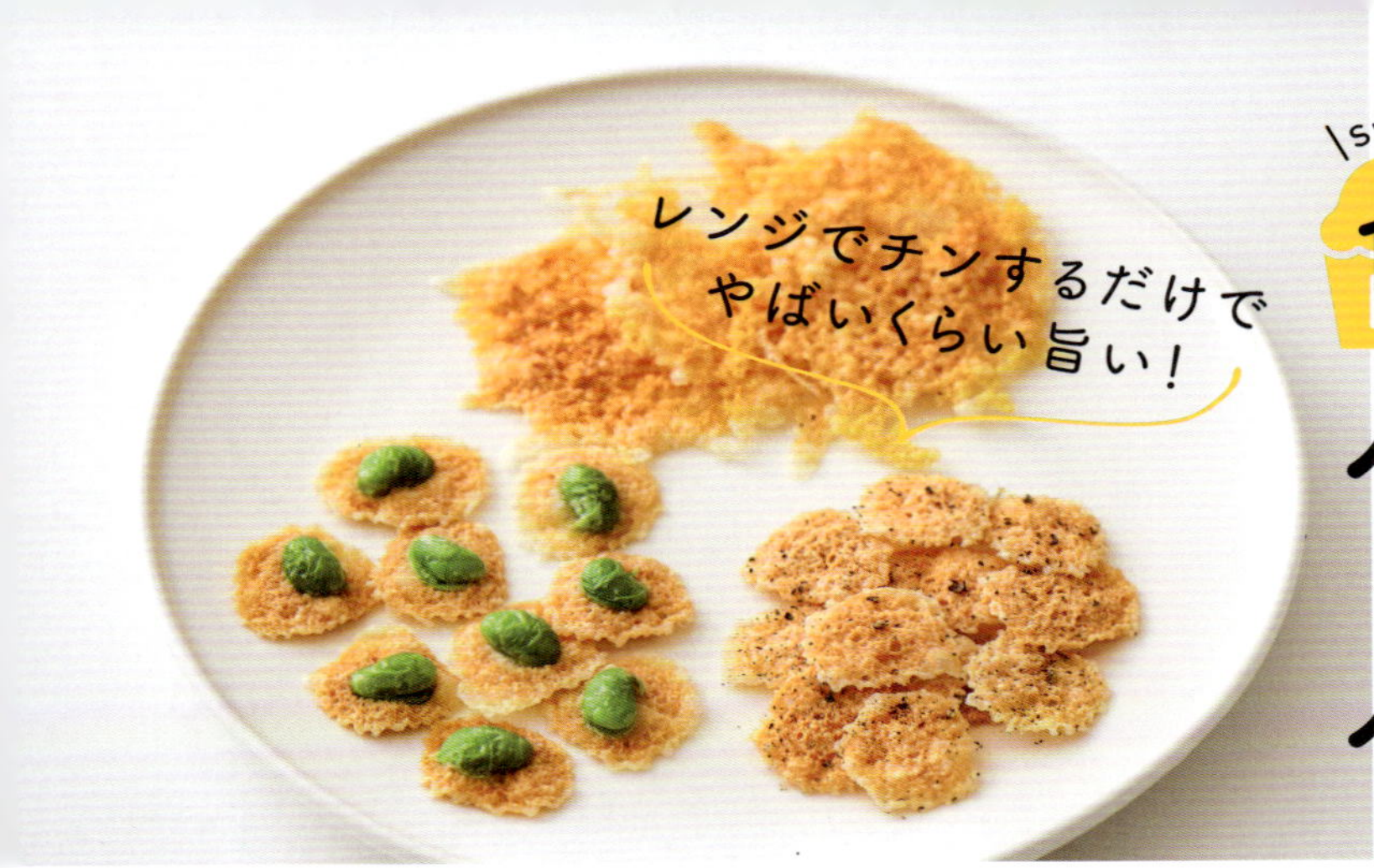

Sweets 18

パリパリチーズスナック

材料（1人分）

- とろけるタイプのスライスチーズ……1枚
- ブラックペッパー……お好みで適量

作り方

1 チーズを包丁で縦半分に切って重ね、さらに縦半分に切って重ねる。1個がほぼ正方形になるように、4枚重ねた状態で4等分する（チーズ1枚を16等分した状態）。

2 トレイにクッキングシートを敷き、1の16枚を均等に並べ、電子レンジ600Wで1分40〜50秒加熱する。

3 仕上げにお好みでブラックペッパーを適量かける。

アレンジレシピ 枝豆入りカリカリチーズスナック

1 同じ要領で切ったチーズに冷凍枝豆をのせて加熱する。

アレンジレシピ シュレッドチーズで作るパリパリチーズスナック

1 シュレッドチーズひとつまみを広げ、600Wで2分加熱。

POINT

必ずとろけるチーズを使うように！　とろけるタイプじゃないと上手く作れません。

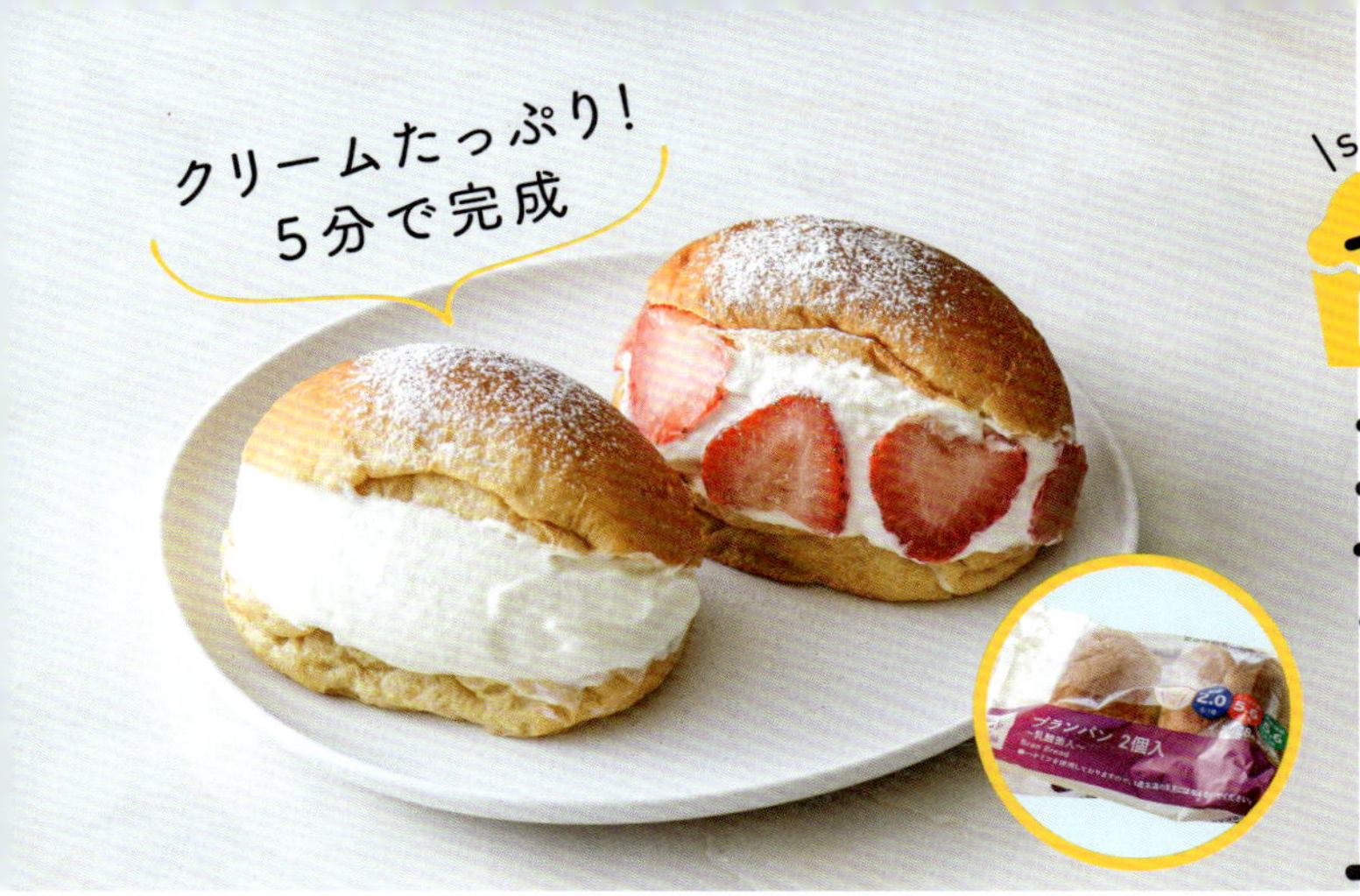
クリームたっぷり！
5分で完成
ブランパン 2個入

Sweets

19 コンビニ食材マリトッツォ

材料（1人分）

- 生クリーム……80g
- 糖質ゼロシュガー……20g
- バニラエッセンス（なくてもOK）……数滴
- レモン汁……3滴
- ブランパン（ローソンで購入可能。低糖質パンで代用可）……2個
- 粉糖（P113参照）……適量

作り方

1 ボウルに、生クリーム、糖質ゼロシュガーを入れて、電動ホイッパーで泡立てる。

2 1にバニラエッセンス数滴、レモン汁3滴を入れ、さらに電動ホイッパーでしっかりと固めに泡立てる。

3 ブランパンに切り込みを入れ、2をたっぷりとはさむ。仕上げに粉糖（P113参照）を茶こしを使って振りかける。

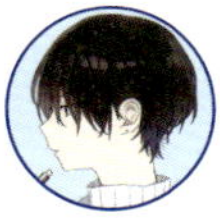

冷凍ストロベリーなどをスライスしてクリームにデコレーションすると、見た目もかわいく、味も◎！

POINT

ローソンの「ブランパン」は、1個あたりの糖質が2.2g。食べて痩せたい人にはおすすめの超優秀なパン。食物繊維も豊富です。

Sweets 20

低糖質プレミアム ロールケーキ

オーブンを使わずに
人気スイーツを
低糖質で再現!

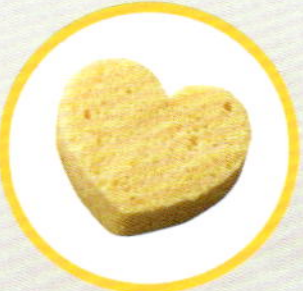

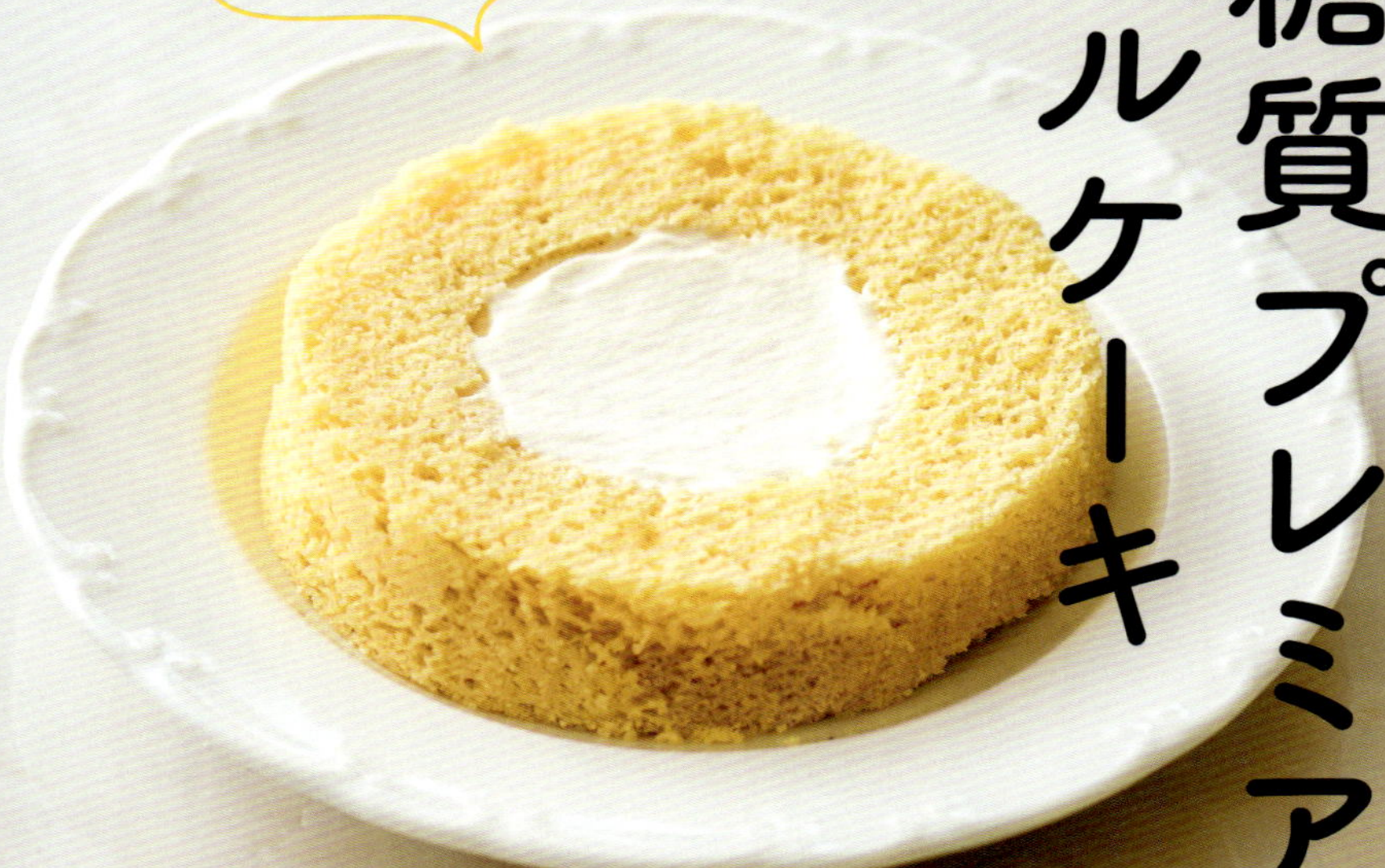

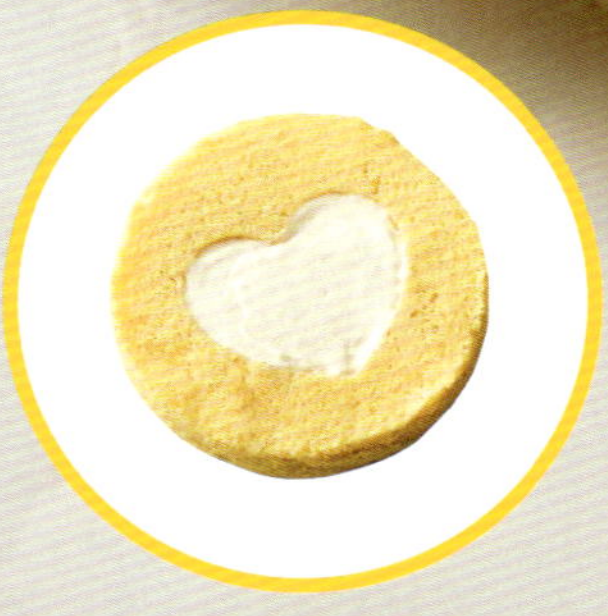

材料（1人分）

- 豆乳おからパウダー……25g
（普通のおからパウダーなら超微粉で20g）
- ベーキングパウダー……4g
- クリームチーズ……40g
- 糖質ゼロシュガー……30g
- 卵……1個
- 牛乳（豆乳でもOK）……60g
- 糖質ゼロシロップ……お好みで適量

ホイップクリーム

- 生クリーム……60g
- 糖質ゼロシュガー……10g

作り方

1 ボウルに豆乳おからパウダー、ベーキングパウダーを入れ、スプーンでざっくり混ぜる。

2 別の耐熱ボウルにクリームチーズを入れて、電子レンジ600Wで20秒ほど温め、ゴムベラでなめらかになるまで混ぜる。

3 2に糖質ゼロシュガー30gを入れ、なめらかになるまでよく混ぜ合わせる。

4 3に卵を割り入れ、なめらかになるまで、さらによく混ぜ合わせる。

5 4に1を加えてゴムベラでよく混ぜる。

6 5に牛乳（豆乳でもOK）を入れて、さらに混ぜ合わせる。

7 円柱のタッパー（サイズの目安：直径10～11cm／650㎖）に6を流し入れ、タッパーを台の上で軽く落として空気を抜く。フタをせず、電子レンジ600Wで3分30秒加熱する。

8 15分ほど置いて粗熱をとり、まな板の上にタッパーを逆さまにして置き、ケーキを出す。

9 8を包丁で好きな厚さに切る（3等分がおすすめ）。

10 切ったケーキ3枚をまな板の上に並べ、クッキー型（円形、ハート形など）でケーキの中心をくり抜く。

11 ボウルに生クリーム、糖質ゼロシュガー10gを入れ、電動ホイッパーで泡立てる。

12 リング状のケーキの中央に11のホイップクリームを入れ、ケーキナイフで平らにする。お好みで糖質ゼロシロップをかける。

POINT

卵を入れる前にクリームチーズがダマにならないようになめらかになるまでよく混ぜておくと、卵もきれいに混ざります。

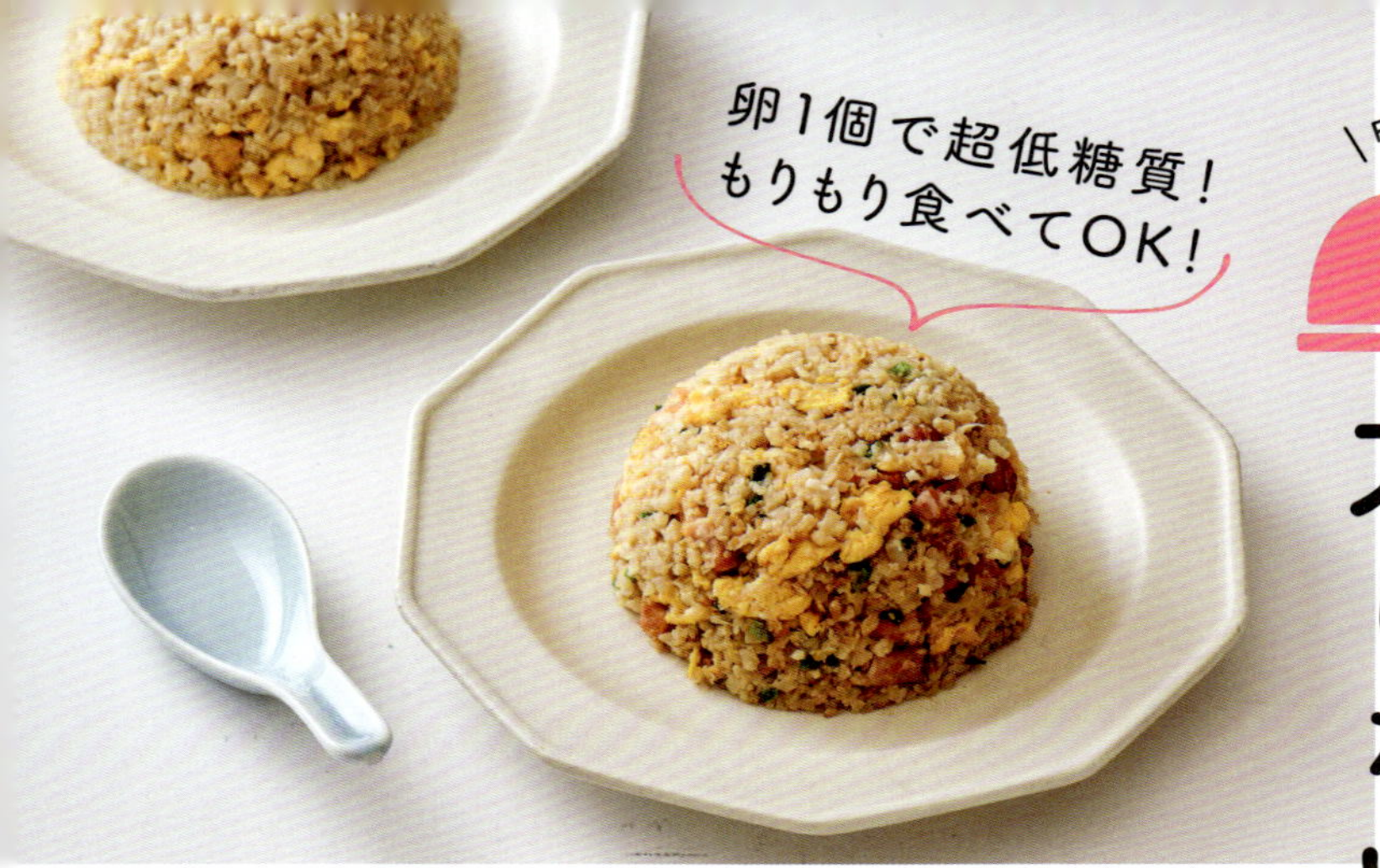

Food 1

太らないチャーハン

材料（1人分）

- 卵……1個
- ごま油……大さじ1
- カリフラワーライス……200g
- 塩、こしょう……少々
- しょうゆ……少々

作り方

1. ボウルに卵を割り入れ、溶きほぐす。
2. フライパンを中火にかけ、ごま油を入れてなじませたら、カリフラワーライスを一気に入れて炒める。
3. フライパンの半分にカリフラワーライスを寄せて、空いたスペースに1を入れる。ある程度卵が固まってきたら、カリフラワーライスに卵を混ぜながら炒めていき、塩、こしょうを入れて、さらに炒める。
4. 全体に火が通ったら、しょうゆを鍋肌から入れて少し焦がしてから、全体に混ぜ合わせて、火を止める。
5. 4をお椀に入れて皿をのせ、ひっくり返して皿に盛り付ける。

POINT

カリフラワーをお米のようにカットした「カリフラワーライス」は、お米の代わりやスープの具材などに重宝。冷凍で市販されています。

Food

2 低糖質チャプチェ

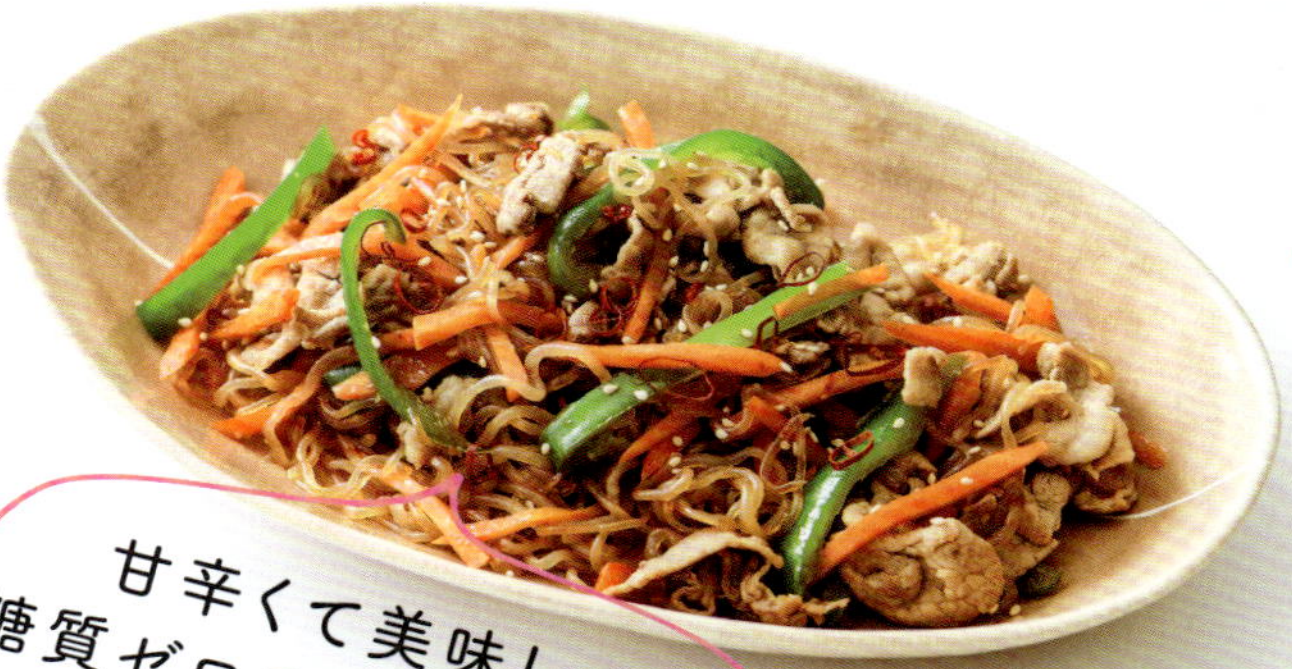

甘辛くて美味しい！
糖質ゼロのしらたきが主役

材料（1人分）

- しらたき……200g（1袋）
- ごま油……小さじ1くらい
- 豚肉……100g
- にんじん（千切り）……1／2本
- ピーマン（細切り）……1個
- めんつゆ（3倍濃縮の原液）……大さじ2
- しょうゆ……小さじ1
- 糖質ゼロシュガー……大さじ1
- にんにく（チューブ）……適量
- 白ごま……お好みで
- 輪切り唐辛子……お好みで

作り方

1 しらたきはザルに入れて流水で洗い、熱湯をかける。水気をよく切って3分の1の長さにカットする。
2 フライパンを火にかけ、ごま油を入れて、豚肉を炒める。
3 2ににんじんとピーマンを加え、さらに炒める。
4 3に1を入れ、めんつゆ、しょうゆを回し入れて、炒める。
5 4に糖質ゼロシュガーを入れ、さらに炒める。
6 にんにくを入れて、水分がなくなるまで炒める。
7 器に盛り、ごま、輪切り唐辛子をかける（なくてもOK）。

POINT

しらたきには味がないので、少し濃いめの味付けに。でもダイエット中の白ごはんはNG！　このチャプチェをお腹いっぱい食べて！

Food 3

豆腐グラタン

ホワイトソースを豆腐で！
味もしっかりしていて美味しい

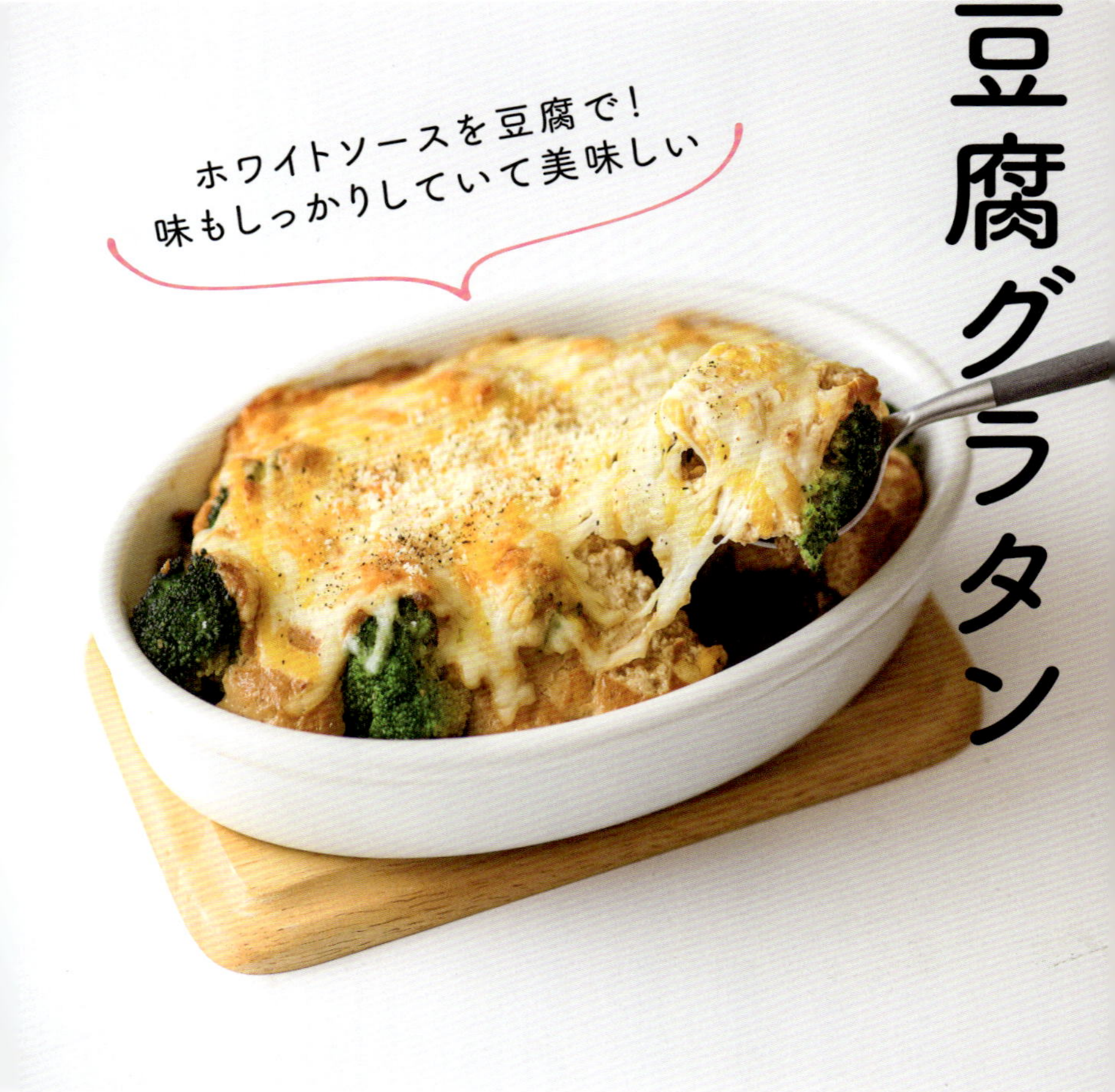

材料（1人分）

- ひき肉（合いびき）……180g
- 冷凍ブロッコリー……好きなだけ
- 絹ごし豆腐……150g
- みそ……大さじ1
- マヨネーズ……大さじ1
- とろけるチーズ……適量
- 粉チーズ……お好みで
- ブラックペッパー……お好みで

作り方

1. フッ素加工のフライパンにひき肉を入れて、中火でほぐしながら炒める。ひき肉全体に火が通ったら一度火を止め、キッチンペーパーをのせて出てきた油を吸い取る。
2. 再び中火にして、冷凍ブロッコリーを加えて炒める。
3. グラタン皿に2を敷き詰める。
4. ボウルに絹ごし豆腐、みそ、マヨネーズを入れ、泡立て器で豆腐をつぶしながら、なめらかになるまでよく混ぜ合わせる。
5. 3に4をスプーンでのせて、均等になるように軽く広げる。
6. 最後にとろけるチーズをのせて、オーブントースターで15分焼く。
7. お好みで粉チーズ、ブラックペッパーをかける。

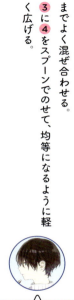

グラタンはソースに小麦粉使用で糖質、マカロニも糖質なので、ダイエット中はかなりやばい！
そこで豆腐を使って超低糖質に仕上げました。特別な味付けなしでも、味がしっかりとしているので美味しいよ。みそとマヨネーズとチーズとお肉の味がとても合います。

POINT

❶で油を吸い取らないと、食べるときにグラタン皿に油がたまります。❸はケーキを作るときの土台のようなイメージで敷き詰めます。

\Food/

4

小麦粉を使わないねぎ焼き

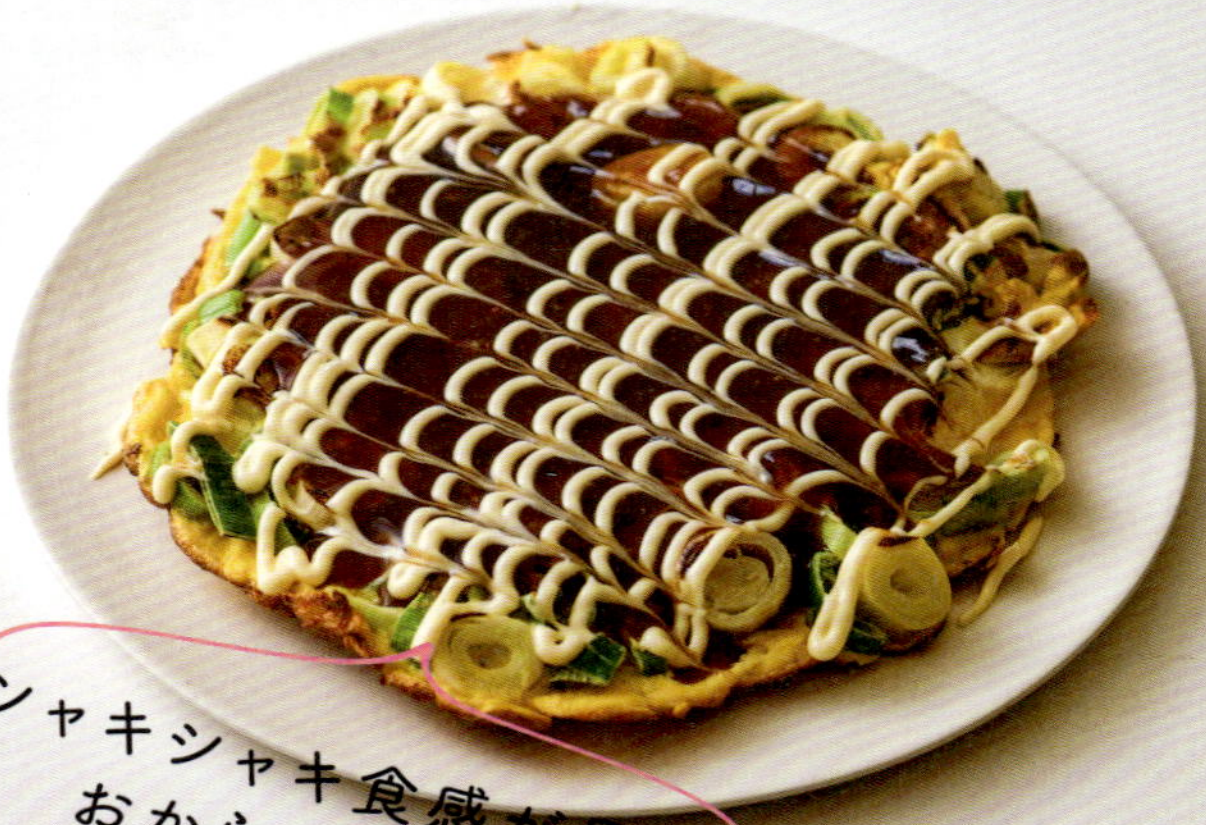

シャキシャキ食感が最高!
おからパウダーで
栄養たっぷり

材料(1人分)

- 卵……2個
- おからパウダー(超微粉がなめらかに仕上がっておすすめ)……大さじ1
- だしの素(白だしでも何でも)……ほんの少し
- 長ねぎ……1本
- マヨネーズ……適量
- お好み焼き用ソース……適量

作り方

1 ボウルに卵2個を割り入れる。おからパウダーとだしの素を加えて、泡立て器でなめらかになるまで、よく混ぜ合わせる。

2 長ねぎをざっくり輪切りにし、1に入れて、よく混ぜ合わせる。

3 フッ素加工のフライパンに2を入れ、平らにのばして、中火で焼く。

4 全体に火が通ったら、生地をひっくり返して焼く。

5 両面が焼けたら火を止め、フライパンに皿を当て、ひっくり返して皿にのせる。

6 仕上げにお好み焼き用ソース、マヨネーズをかける。

POINT

おからパウダーは小麦粉のような粘り気がないので、ひっくり返すのが難しい。ねぎをたっぷり、生地は少なめが◎。

Food 5

油揚げ餃子

カリッとうまい！
油揚げを使って超低糖質に

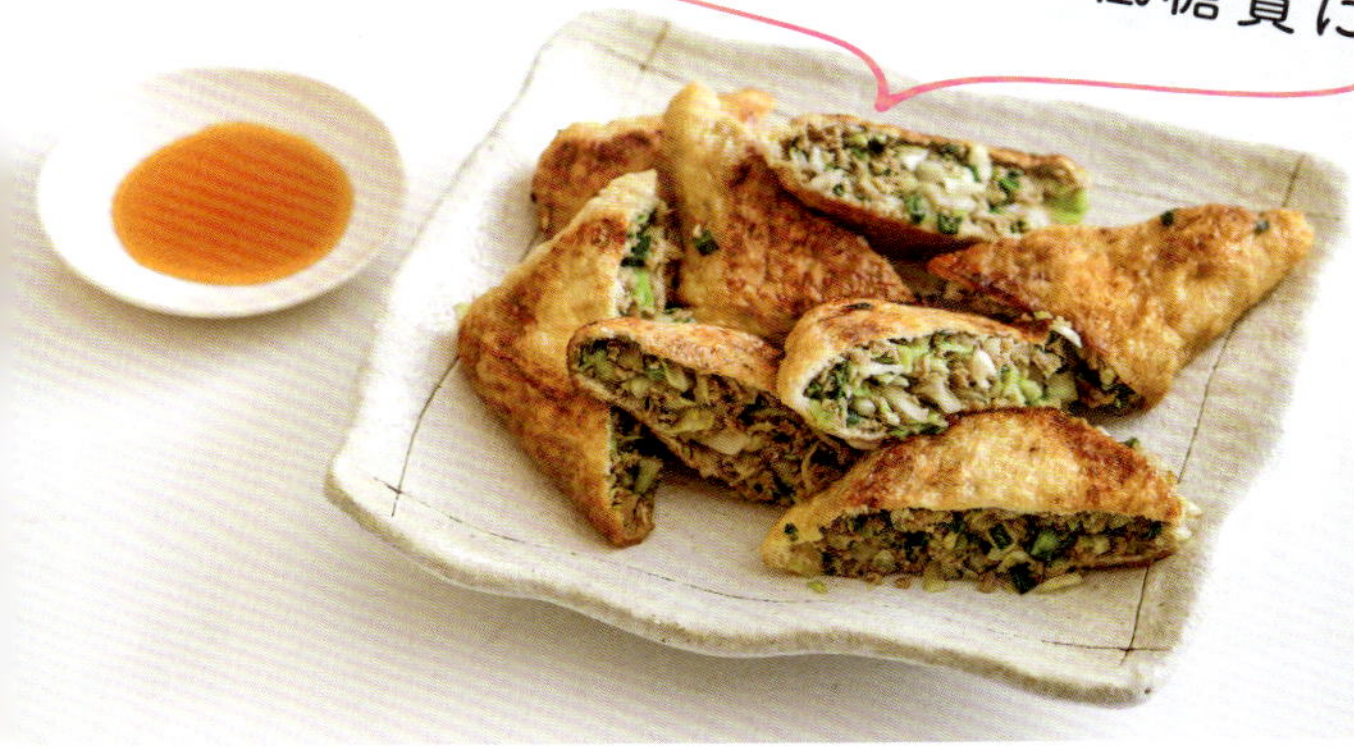

材料（1人分）

- キャベツ……約150g
- 塩……少々
- 油揚げ……2枚
- にら……1束
- ひき肉（合いびき）……100〜120g
- ごま油……大さじ1
- にんにく（チューブ）……適量
- 糖質ゼロシュガー……少し

作り方

1. キャベツをみじん切りにしてボウルに入れ、塩をふる。10分ほど置いたら、水気をよく絞る。
2. 油揚げを半分に切り、切り口から親指を入れて袋状に開く。
3. にらをみじん切りにし、1に入れる。さらに、ひき肉、ごま油、にんにく、糖質ゼロシュガーを加えて混ぜ合わせ、2に詰める。
4. フッ素加工のフライパンを熱し3をのせ、少し水を加えて、フタをして中火で焼く。水分がなくなったらひっくり返して両面を焼き、ごま油をかけてパリッとするまで焼く。
5. 包丁で半分に切って三角形にし、ポン酢につけて食べる。

POINT

油揚げの油が気になる人は、最初にサッと熱湯をかけて油ぬきを。
❷では、油あげに穴が開かないようにやさしく開きます。

Food 6

太らないジャージャー麺

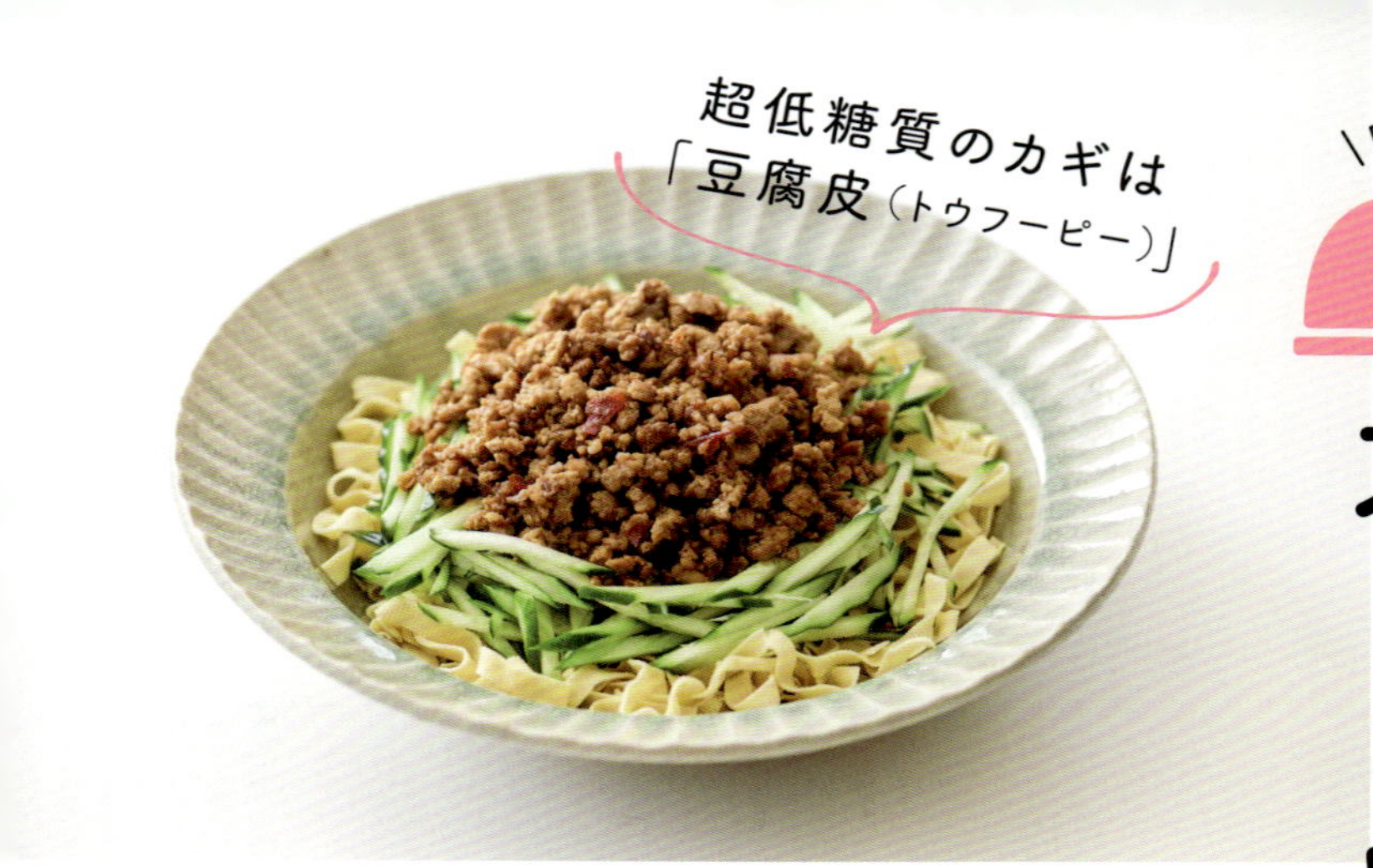

超低糖質のカギは「豆腐皮（トウフーピー）」

材料（1人分）

- 冷凍豆腐皮……80g
- ひき肉（合いびきでも何でもOK）……150g
- 酒……大さじ1
- 豆板醤……大さじ1／2くらい
- みそ……大さじ1／2くらい
- にんにく（チューブ）……お好みで
- きゅうり……1本

作り方

1 豆腐皮を電子レンジで1分程度加熱して解凍し、深めのお皿に盛る。

2 千切りにしたきゅうりを1の豆腐皮の上にのせる。

3 フッ素加工のフライパンでひき肉をほぐしながら炒め、酒を加えて、さらに炒める。

4 3に豆板醤、みそ、お好みでにんにくを入れて、よく混ぜ合わせながら炒める。

5 全体に火が通ったら、キッチンペーパーで余分な油を吸い取り、火を止める。

6 2のきゅうりの上に5をのせる。

POINT

「豆腐皮」は、豆腐を圧縮してシート状に引きのばしたもの。原材料は大豆なので、低糖質、高たんぱく質で、ダイエットにぴったり！

Soup

1

小麦粉不使用で作るダイエットシチュー

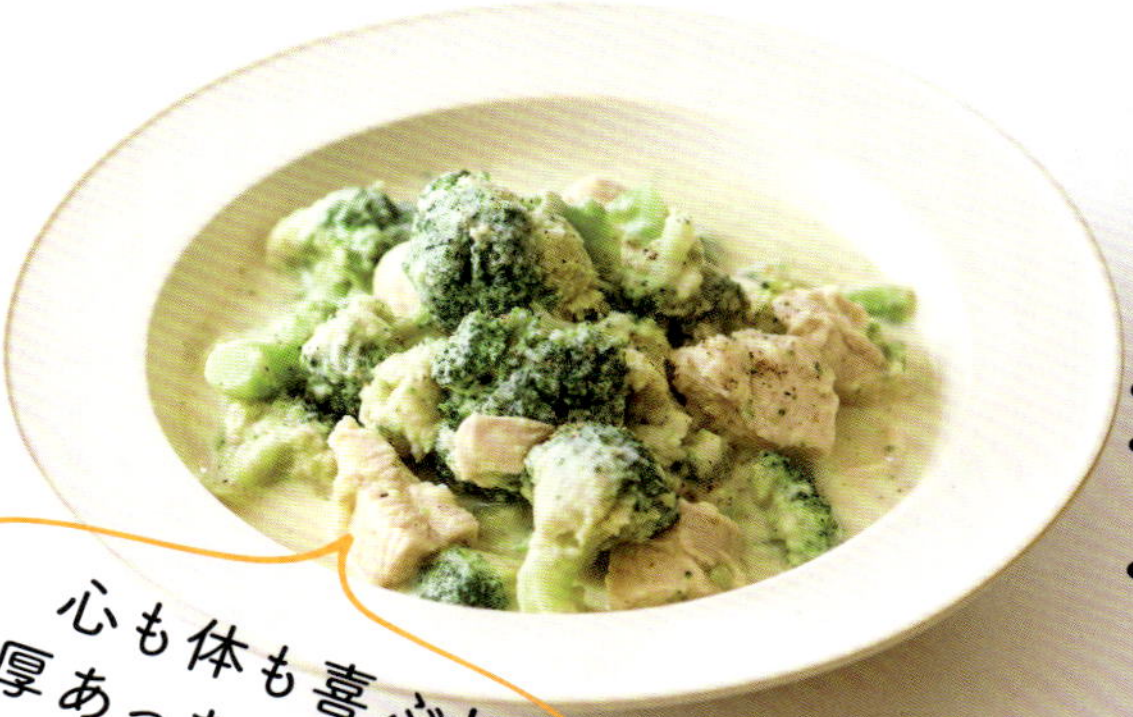

心も体も喜ぶ！濃厚あったかシチュー

材料（1人分）

- 豆乳……200g
- 固形スープの素（ここではコンソメを使用）…5g
  （鶏がらスープの素、洋風スープの素、中華スープの素など何でもOK）
- 鶏むね肉（ひと口大に切ったもの）……100g
- 冷凍ブロッコリー……250g
- 豆乳おからパウダー（普通のおからパウダーでもOK）……20g
- ブラックペッパー……お好みで

作り方

1. 鍋に豆乳、固形スープの素、鶏むね肉、ブロッコリーを入れる（お好みで塩、こしょうを少々入れてもOK）。
2. 鍋にフタをし、中火で5分程度煮込む。
3. 豆乳がグツグツしたら、おからパウダーを加えて軽く混ぜる。
4. 弱火にしてとろみが感じられるまで煮込む。器に盛り、仕上げにお好みでブラックペッパーをかける。

POINT

とろみは、豆乳おからパウダーで調整を。豆乳おからパウダーを使うと、めちゃなめらかに仕上がります。

Soup

2

食べ過ぎをリセットするキャベツスープ

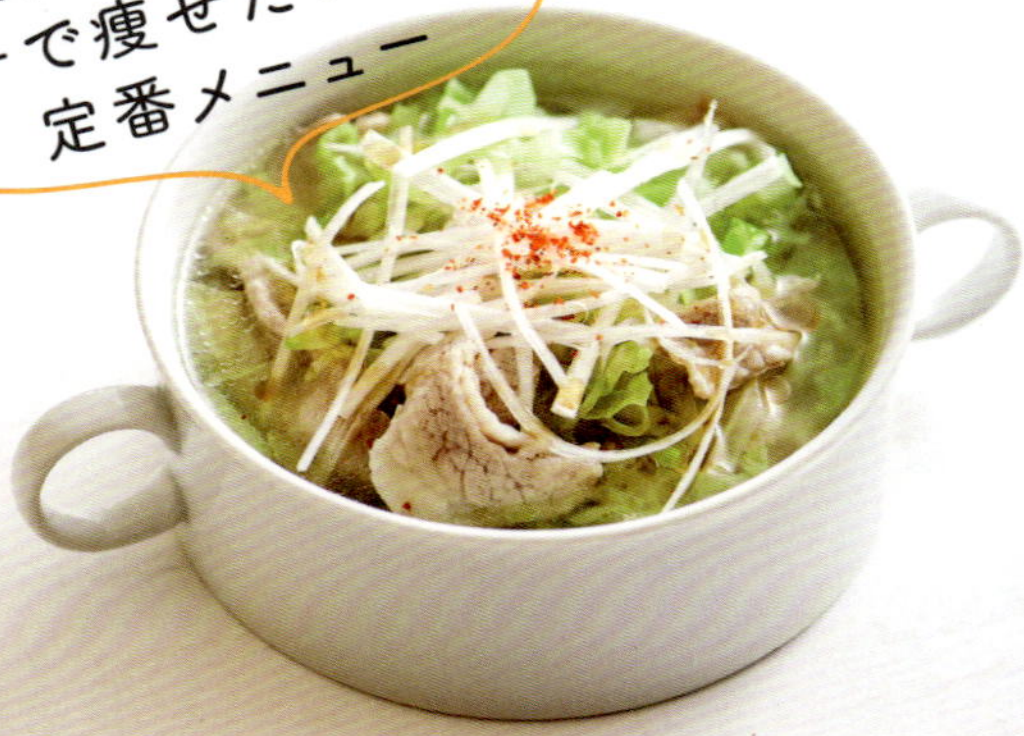

満足感たっぷり！
ガチで痩せたいときの
定番メニュー

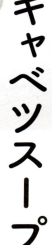

材料（1人分）

- 豚バラ肉薄切り……150g
- キャベツ……150g
- 水……300㎖
- 顆粒鶏がらスープの素……大さじ1
- 白ねぎ……適量
- 一味唐辛子……お好みで適量
- ごま油……お好みで適量

作り方

1 ザルの下にボウルを重ね、豚バラ肉薄切りをザルに入れる。そこに沸騰したお湯を肉がつかる程度に入れ、脂を落とすように振り洗いをし、ザルを上げて水分を切る。

2 キャベツは千切りにする。

3 鍋に1、2の順で入れ、水300㎖を加えて中火にかけ、鶏がらスープの素を入れ、沸騰するまで煮込む。

4 器に盛り、白ねぎの細切りをのせる。お好みで一味唐辛子、ごま油をかける。

POINT

胃腸にやさしく、ヘルシーなキャベツがメインの食べ過ぎた後におすすめのスープ！　噛み応えがあり、満足感も得られやすいです。

Soup

3

ダイエット担々スープ

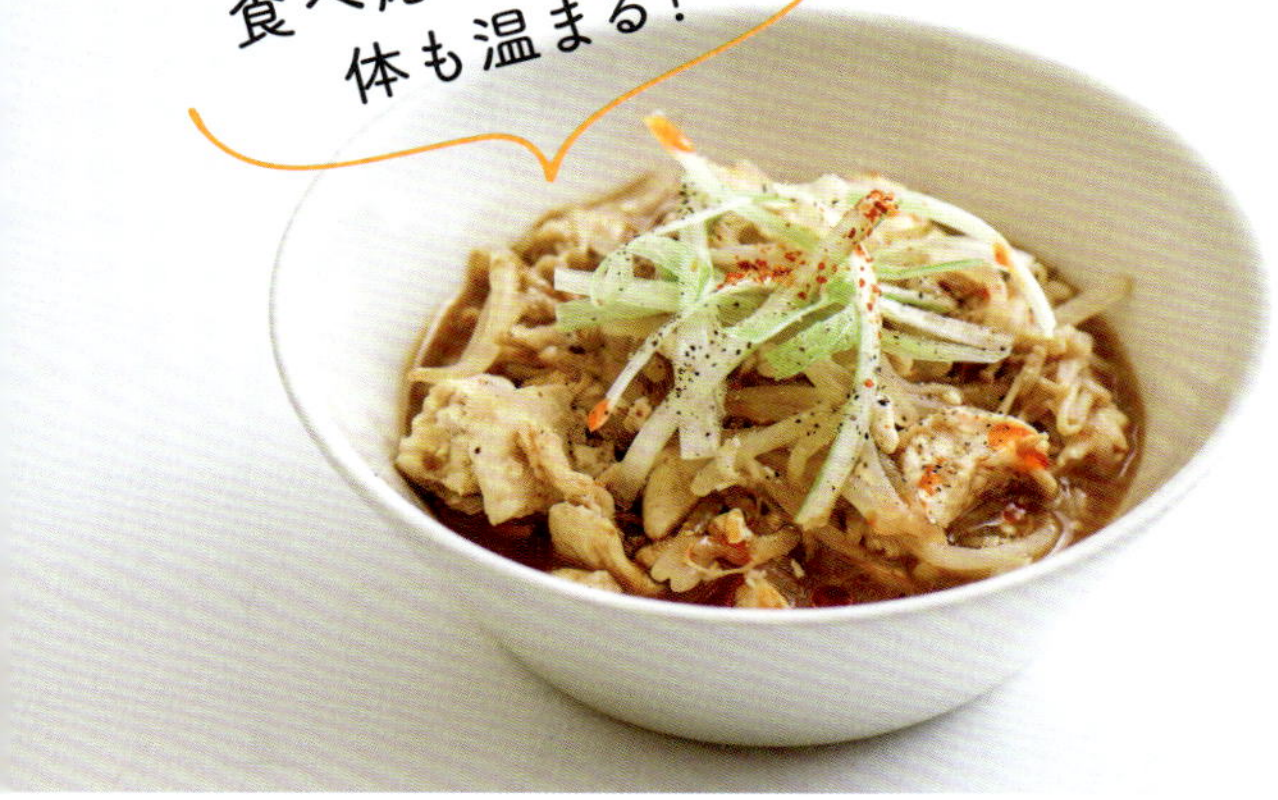

食べ応えがあって体も温まる！

材料（1人分）

- 鶏ささみ……3切れ
- 絹ごし豆腐……150g
- カットえのき……100gくらい（自分でえのきをカットする場合はやや短めに）
- もやし（袋の上から握り、小さく折っておく）……1袋
- 顆粒鶏がらスープの素……小さじ1（4g程度）
- 一味唐辛子……お好きなだけ
- 生タイプみそ汁の素（1人用）……1袋（大さじ1程度）
- ラー油、ブラックペッパー、白ねぎ……お好みで適量

作り方

1. 鶏のささみは筋を取り、細かく切って鍋に入れる。
2. 1に絹ごし豆腐を入れて、軽くほぐす。
3. 2にカットえのき、もやし、顆粒鶏がらスープの素、一味唐辛子を入れ、フタをして中火で8分程度煮込む。
4. 弱火にして、生タイプのみそ汁の素を入れ、混ぜ合わせる。
5. 仕上げにラー油、ブラックペッパーを入れ、軽く混ぜる。
6. 器に盛り、お好みで追いラー油、追いブラックペッパー、白ねぎの細切り、一味唐辛子をかける。

POINT

野菜の水分だけで作るスープです。4は、家にみそがある人は、みそを大さじ1でOK。みそ汁の素の場合は、具入りタイプでも大丈夫。

Material

1

低糖質カスタードクリーム

レンジで2分！
3パターンの
作り方を紹介

パターン
1
卵と生クリーム
で作る

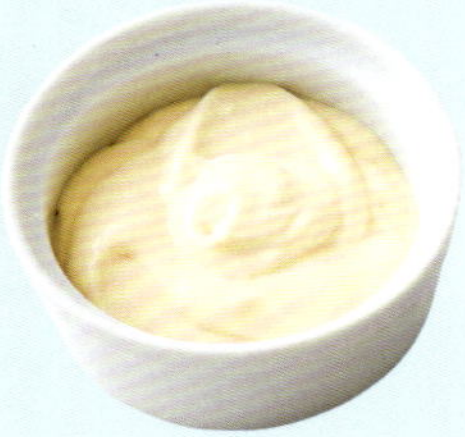

パターン
2
卵と牛乳
で作る

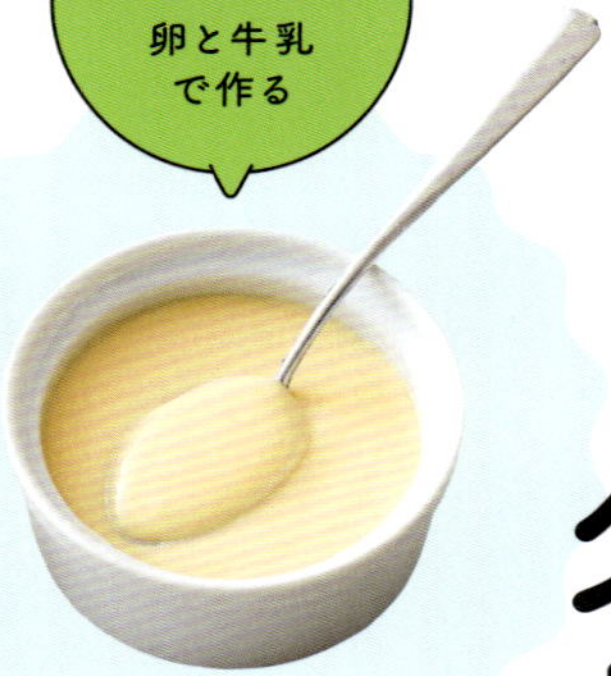

パターン
3
卵と生クリームと
おからパウダー
で作る

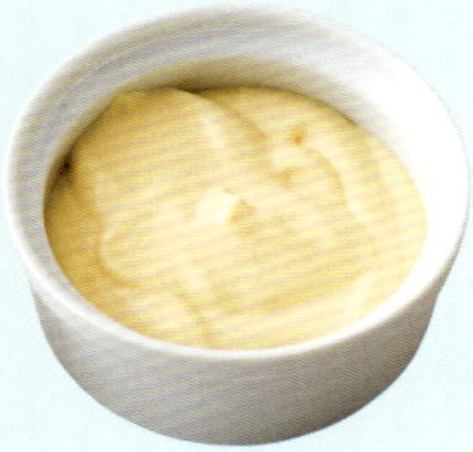

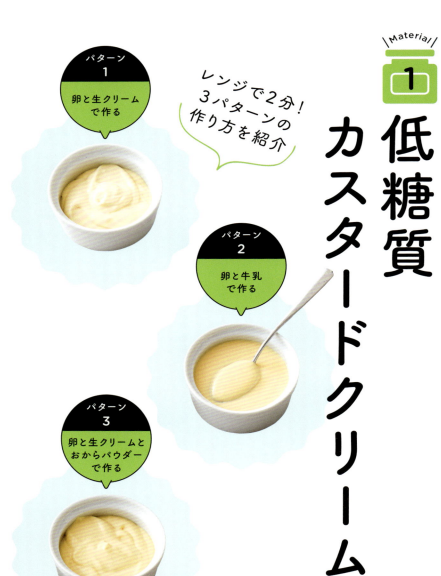

パターン1 卵と生クリームで作る

材料（1人分）

- 卵……1個
- 生クリーム……100g
- 糖質ゼロシュガー……大さじ1
- バニラエッセンス……数滴

作り方

1. 耐熱ボウルに生クリーム、糖質ゼロシュガーを入れ、泡立て器で混ぜ合わせる。
2. 1に卵を割り入れ、泡立て器で混ぜる。
3. 2のボウルをラップをせず、電子レンジ500Wで1分加熱する。
4. 電子レンジから1回取り出し、泡立て器でよく混ぜて、さらに電子レンジ500Wで30秒加熱。
5. 再び電子レンジから取り出し、泡立て器でよく混ぜて、再度電子レンジ500Wで30秒加熱。
6. 電子レンジから取り出し、泡立て器にくっつくような塊ができていたらOK（ゆるいようであれば、10秒ずつ追加で加熱して様子を見る）。
7. 泡立て器でしっかりと混ぜて、冷蔵庫で1時間以上冷やす。
8. バニラエッセンスを数滴入れて、スプーンで混ぜ合わせ、もったりとしてきたらでき上がり。

パターン2 卵と牛乳で作る

- 卵……1個
- 牛乳……100g
- 糖質ゼロシュガー……大さじ1
- バニラエッセンス……数滴

1. パターン1の生クリームを牛乳に変えるだけで、作り方は同じ。

パターン3 卵と生クリームとおからパウダーで作る

- 卵……1個
- 生クリーム……100g
- おからパウダー……3g
- 糖質ゼロシュガー……大さじ1
- バニラエッセンス……数滴

1. パターン1の1におからパウダーを追加するだけで、作り方は同じ。

POINT

パターン1は濃厚な味わい。パターン2はさっぱりした味わい。パターン3は一番固めで美味しいけれど、口におから感が残るかも。

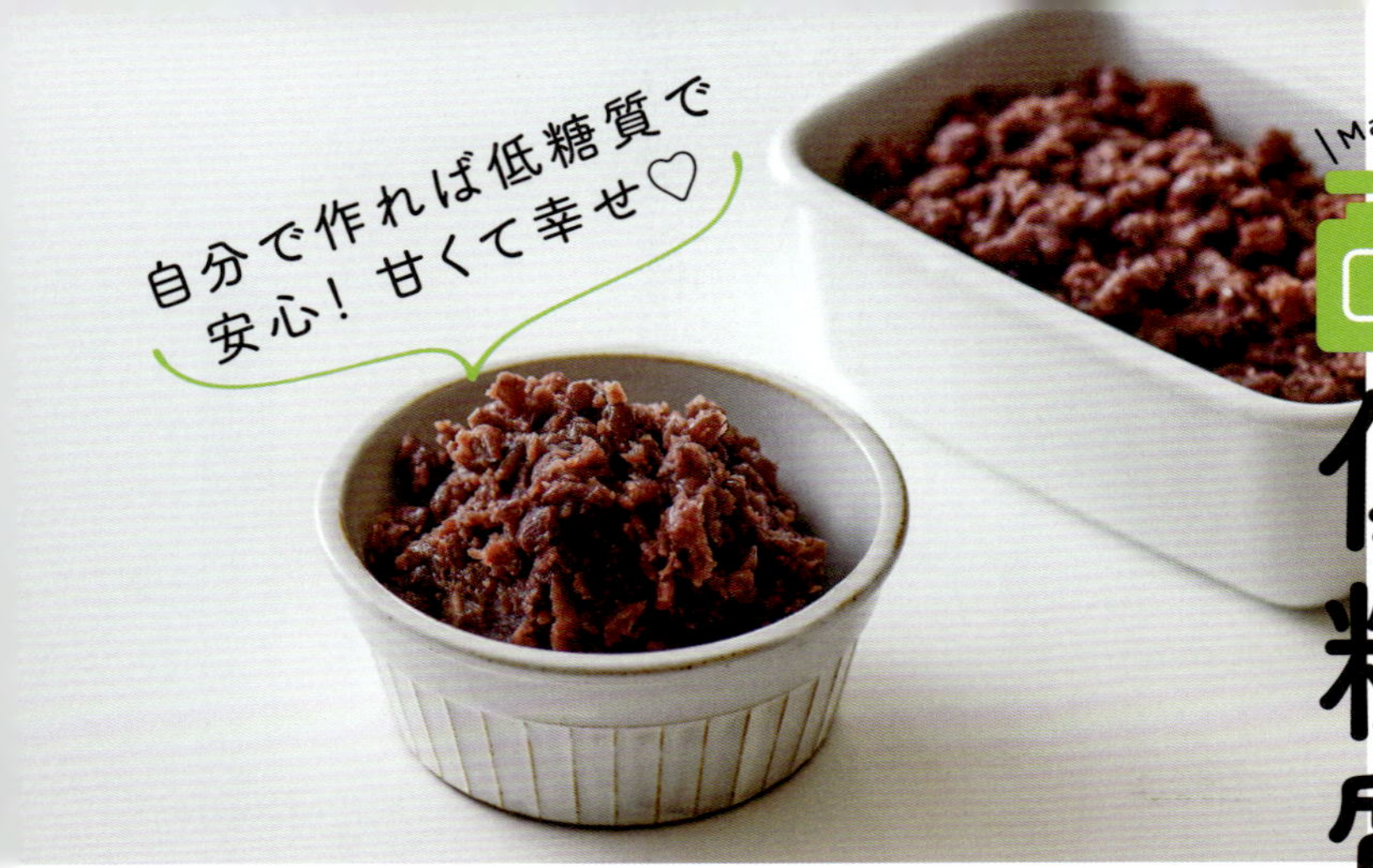

Material

2

低糖質あんこ

材料（1人分）

- 小豆……250g
- 糖質ゼロシュガー……150g

作り方

1 ザルに小豆を入れて水で洗い、水をしっかりと切る。

2 フライパンに水を沸騰させ（水の量は豆が隠れるくらいを目安に）、1を入れる。中火で10分程度煮る。

3 火を止めて、10分間程度置いたら、小豆をザルに入れて、流水で振り洗いをする。フライパンも流水で洗う。

4 フライパンにたっぷりの水を入れ、3の小豆を加えて、中火で沸騰させる。

5 グツグツするかしないかくらいの弱火にして1時間～1時間半くらい煮る。

6 小豆がやわらかくなったら、火を止めて小豆がひたひたになるくらいまで余分な水をすてる。

7 6に糖質ゼロシュガーを数回に分けて入れ、中火でさらに煮る。水分がなくなったら火を止め、冷めるまで置いておく。

POINT

塩を入れる作り方もありますが、入れないほうが小豆の味がして美味しいので、僕はあえて入れていません。そこは、人それぞれお好みで。

第 4 章

疑問や不安を一挙に解決！

食べ痩せダイエットQ＆A

ここでは糖質という敵を正しく知って、糖質ゾンビから逃げ切るゲームを攻略するヒントをQ＆A形式でお届け！！

Q1

糖質をとらないと、
朝フラフラする気がするのですが……。

A1

人はやめる理由を探す
生き物なんだよ!

はあ?　あのさあ……。朝、目覚ましのアラームで起こされて嫌々布団から出て、パッと目覚めてシャキーーーーンって起きる人っているの?　そんな人どんだけいるんだよ!　そんなにいねーよ!!!

しかも、そんなことを言ってる人に限って、2日くらい糖質抜いただけだったりするんだよ……。2〜3日で何がわかるんだよ!!!

人は、やめる理由を探す生き物なんだよ!　探さないで続けよう!

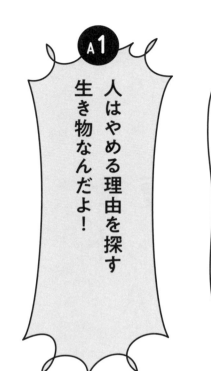

Q2

糖質制限って、パンやラーメンなどを我慢してつらいんですが……。

A2

我慢をしているのではなく、食べたくなくなるんだよ！

全く真逆だよ!!!　ごはんとかパンとかラーメンなんて、砂糖の塊に見えるんだよ！　ラーメン見たら「怖い!」って思うくらいだ。

糖質制限を実践していくと、次第に「パンやラーメンみたいな糖質の塊を、あえて体に入れるなんて嫌だ！　助けてくれ!」って思うようになる。我慢しているんじゃなく、食べたくないだけ。僕はタバコを吸わないけど、「タバコ、どうですか？　吸います?」って言われている感覚に近いんじゃないかな。

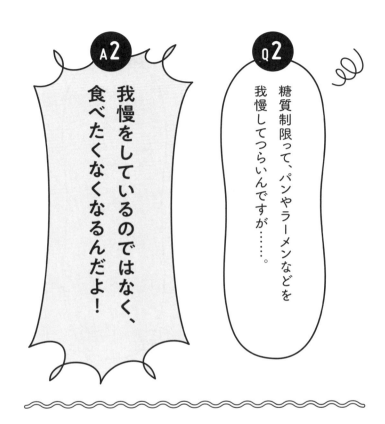

Q3

糖質制限のダイエットって、リバウンドしませんか？

A3

食生活そのものが変わるから、リバウンドしにくいんだよ。

カロリー制限でも何でも、いっぱい我慢してダイエット成功したとしても、そりゃリバウンドすると思う。ダイエットは短距離走じゃないんだよ！　糖質制限は「食事内容を整理すること」だから、食生活そのものが変わるので、リバウンドしにくい。

糖質制限でリバウンドするのは、ジムとかで強制的に糖質を抑えられている場合だね。ちゃんとしくみを理解している人は楽しいことだらけだから、もう糖質だらけの世界には戻りたくなくなるんだ。

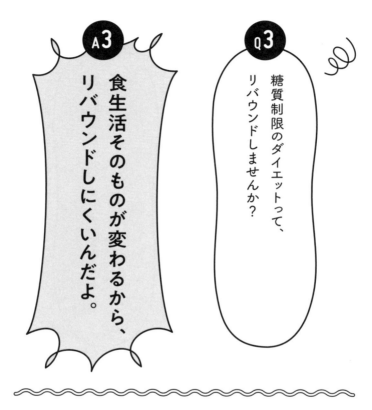

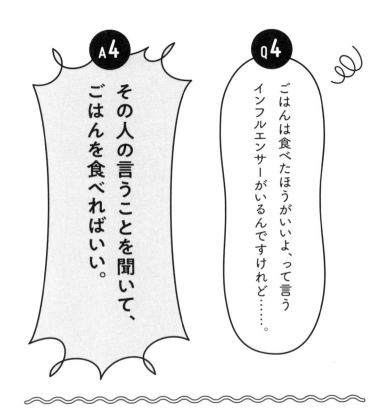

Q4

ごはんは食べたほうがいいよ、って言うインフルエンサーがいるんですけれど……。

A4

その人の言うことを聞いて、ごはんを食べればいい。

今すぐこの本を閉じて、その人の言うことを聞いてごはんを食べればいい。そして、そのインフルエンサーの言うことを、まるごとマネすることだね。

物事って、必ず反対の意見がある。その人も間違ってはいない。

ただ、全部の人の意見を聞いていたら、絶対にダイエットは成功しない。信じるならひとりにすべき。

その人を信じたのなら徹底的にマネをすることが成功につながる。

Q5

糖質制限の食事って、
栄養のバランスが悪くなりませんか？

A5

カロリー制限のほうが
バランスが悪くなることが
多いんだよね。

はあ？　ちょっと冷静に考えてみようよ。

バランスの定義って何？

むしろ、カロリー制限のダイエットのほうが、食べる量だけを気にして栄養素を考えないことが多くてバランス悪いんだが？

カロリーを抑えたとしても、パンだけを食べていたりすると栄養が足りなくて、結局はお腹がすいて食べ過ぎてしまうことになるよ。

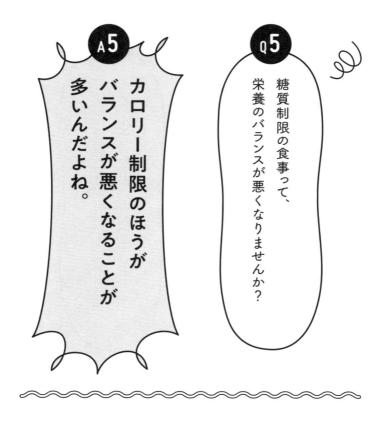

Q6

糖質制限をすると、
食費が高くなりますよね？

A6

最終的には糖質制限は
めちゃコスパがいい。

わかる。確かに、糖質たっぷりの菓子パンやおにぎり、カップラーメンなどは比較的安い。

でも、痩せたいんだよね？　痩せるために、ジムに行ったり、健康食品買ったり、健康グッズ買ったり、安い菓子パンを食べるよりも、しっかり肉や魚を食べたほうが痩せる。だから糖質制限って、最終的にめちゃコストパフォーマンスが高いんだよ。

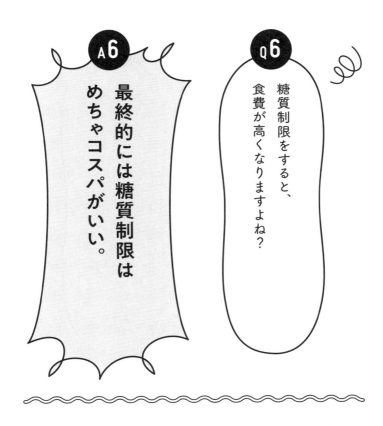

Q7

肉も魚も好きなだけ食べていいって言いますけど、食べ過ぎたら太りますよね？

A7

食べ過ぎる前に満足するから、無理せずに摂取カロリーが減るんだよ。

普段の生活で肉や魚を食べ過ぎたりできる？　よし、ちょっと刺身やローストビーフだけをずっと食べ続けてみてくれないか。

どう？　絶対に「もういいや」ってなるはず。

実際、そんなに食べられないんだよ。だから勝手に摂取カロリーも減っていくよ。

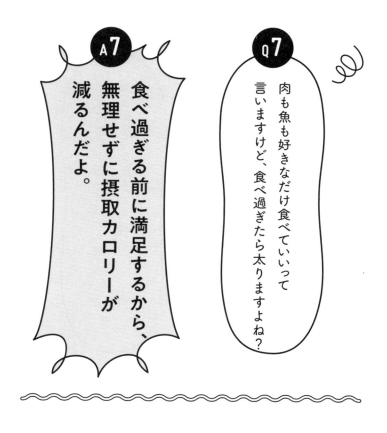

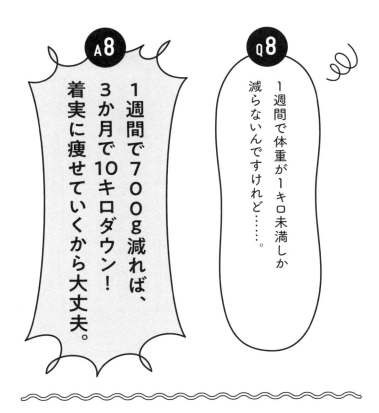

Q8

1週間で体重が1キロ未満しか減らないんですけれど……。

A8

1週間で700g減れば、3か月で10キロダウン！着実に痩せていくから大丈夫。

3か月で10キロ痩せたと言えばすごいな!!! って感じるよね？でも、ちょっと冷静になってみてくれ。

3か月で10キロっていうことは、1か月で3.3キロ、1日あたりにしたら0.1キロ痩せたということになる。ということは、1週間ダイエットして 0.7キロ、つまり700g減るっていうペースなんだよ。毎日体重計に乗っていると、痩せている実感がないかもしれないけれど、着実に痩せていくから大丈夫。

Q9

低糖質と言えば豆腐ですが、
なぜ豆腐のスイーツを作らないんですか？

A9

豆腐はどうやっても豆腐。
豆腐でスイーツを作る人は
信用しなくていい。

あのですね……、豆腐のスイーツって作ったことある？　で、美味しかったことある？　僕はない（笑）。

作ってみたらわかる。豆腐はどうやっても豆腐。まあ、美味しくない……。どんなに工夫しても豆腐の癖が出る……。

豆腐のスイーツを作って「美味しいよこれ！」って言ってる人は信用しなくていい。これは間違いない。

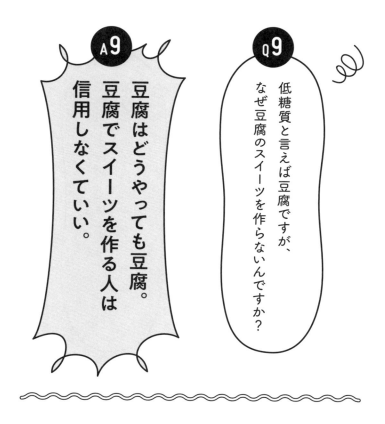

Q10

痩せたいけれど、白いごはんが
食べられない人生はつらすぎます……。

A10

今すぐ、
この本を閉じなさい。

それ、本気で言ってます？

お茶わん1杯の白いごはんは、スティックシュガー18本分の砂糖水と同じだよ！　主食にコーラ飲みたいですって、言っているようなものだよ!!

今すぐ、この本を閉じて「毎日おにぎりを食べなさい」というような本を読んだらいい。

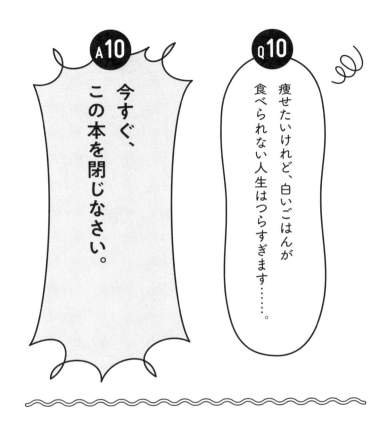

Q11

糖質オフのレシピを考えるときのヒントを教えてください。

A11

スイーツ系は置き換え素材、料理系はごはんなしで食事になることがカギ。

スイーツなら「砂糖⇒ラカント」「チョコレート⇒ココアパウダー」「小麦粉⇒アーモンドプードル、おからパウダー」は基本。ゼラチンも糖質ゼロだし、卵や生クリームも糖質が少ないので、いろいろとスイーツを作れます。

料理系の食材は、肉や魚や野菜などほとんど糖質が少ないのでいろいろと作れるけど、スープ系や鍋系など、ごはんがなくても食事として成立するものを作っています。

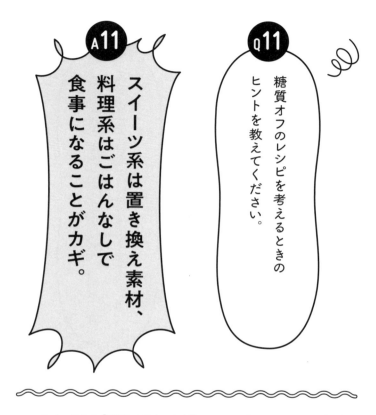

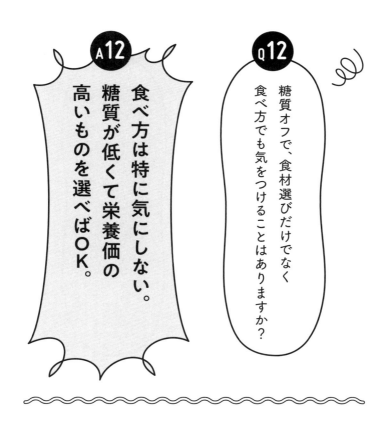

Q12
糖質オフで、食材選びだけでなく
食べ方でも気をつけることはありますか?

A12
食べ方は特に気にしない。
糖質が低くて栄養価の
高いものを選べばOK。

僕は、食べ方は基本的に考えていない。

ダイエットの成功の近道は「我慢することを少なくする」ことであり、「考えることを少なくする」ことでもあると思っているからね。

糖質が低くて栄養価の高いものを選んで、好きな食材を好きな時間に好きなだけ食べてください。

大丈夫。痩せます。

Q13

「糖質ゾンビを避けるゲーム」って、
体重が減る以外にも
体にいいことがありますか？

A13

カサカサだった肌が
ツルツルに！

あくまでも僕の経験上だけど、肌のトラブルがなくなりました。もともと肌質がカサカサだったんだけど、糖質オフの食事にしてからは、ツルツルに。具体的には、手の肘の内側が、かさついてたけど、今はツルツルだよ。

あとは、お腹がすかなくなりました（笑）。いつでも食べていいと思うと、逆に食べ物のことを考えなくなったよ。

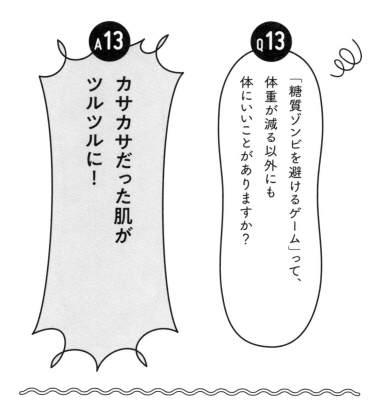

Q14

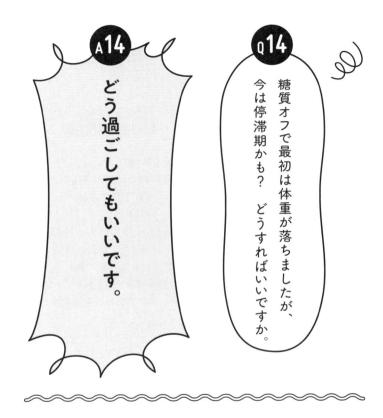

糖質オフで最初は体重が落ちましたが、今は停滞期かも？　どうすればいいですか。

A14

どう過ごしてもいいです。

停滞期は、どう過ごしてもいい。ダイエットと思っているから停滞期というワードが出るんだと思う。

でもこれは、糖質ゾンビを避けるゲーム。やることはとてもシンプルで、糖質のゾンビから逃げるだけ。あとは好きなだけ食べる。その結果、痩せていくので、体重の変化が停滞しても気にしないで、楽しくゾンビを避けていってほしい。

大丈夫。最後には痩せます。

ダイエットは英会話と同じ

世の中に、英語を話せるようになりたい人は山ほどいます。では、あなたは英語を話せますか？

「ペラペラと英語を話せるようになりたいと思って、聞き流し英会話とかやったことがありますけど……よくわからないままやめました。なので、英語は話せません……」

こんな感じの人が、多いのでは？　僕もそうでした。

英語が全くできない人という限定で話すと、英語が全くわからないのに、いきなり英語の映画を聞き流しても無理ですよね。

もうひとつ例えるなら、野球を全くやったことがない人が野球をやり始めるなら、プロの野球選手がやっているような難しい理論を勉強するのは早い。まずはボールの扱いを楽しむことが大事！

ダイエットも同じ。痩せたことがない人がダイエットをするときに、ダイエット成功者のインストラクターみたいなプロの意見を聞くのはちょっと早いんです。

ダイエットが続いたことがない人は、「楽しむ」ことを忘れているんです。ダイエットは、我慢することではありません。我慢したら負けです。

英語なら話すことを楽しむ、野球ならボールを投げたり打ったりすることを楽しむ、そしてダイエットなら、食べることを楽しむ！

ここから始めないとダメです。本書のダイエットレシピ（第3章）や1日の食事のとり方（第6章）などを参考に、食べることを楽しんでください。

第5章

ダイエットに
必要な気づきとは？

僕の
ダイエット
HISTORY

あらゆるダイエットに挑戦したものの、全く痩せたことがなかった僕が、なぜ標準体重になれたのか、お伝えします。

小さいころからぽっちゃりだった

僕は小さいころからぽっちゃりで、成長とともにさらに太っていき、学生時代にはみんなからいじられるくらいデブのスペシャリストでした。デブでも楽しく過ごしていたんで「このままでもいいかな」くらいに思っていたんです。

ただ、「絶対に痩せたい!!」というわけではないけど、「青汁がダイエットにいい」って聞けば「青汁ってどうなんだろう？」と試したり、深夜の通販番組で「倒れるだけで腹筋をきたえる！」って見れば「これいいかも？」と買ったりしていました。

でも、どれも続かない。たいていのデブの人の思考って、こんな感じだと思います。

もっと言えば、ダイエットって、何からしていいかわからなかったんです。痩せるための情報はいっぱいあるけど、どれが正しいのか、自分に合っているのかもわからない。「白米を食べたほうがいい」と言う人もいれば、「白米は食べちゃダメ」と言う人もいる。情報を調べれば調べるほど、真逆のことが出てきて、何をしていいのかわからなくなる。おかしくなってくるんです。だから、目の前にあるものに食らいついてはやめて、食らいついてはやめて……の繰り返しでした。

ただ、そんな感じで「○○を飲めば痩せる」「○○だけで痩せる」など、デブの通り道のようなダイエットは、ほぼ全部やりました。健康器具もある程度、いろいろと買いましたが、全て続きませんでした。

今思えば、続かなかったのは、結果がすぐには出なかったから。そして、何度かお話ししていますが、我慢が嫌だったから。

我慢っていうワードが出てきたら、ダイエットは負け。

人間は心理的にやめる理由を探す生き物なので、2〜3日やると「あんまり効果がないから、もういいかな」ってやめちゃうんです。

一冊の本に出会う

そんなある日、僕のダイエットの常識をくつがえす本に出会いました。岡田斗司夫さんの『いつまでもデブと思うなよ』（新潮社）です。

作家で評論家の岡田斗司夫さんが、身長171センチ・体重117キロから67キロへと1年間で50キロの減量に成功した体験を綴ったもので、「レコーディングダイエット」を提唱しています。その日食べたものを記録して、自分の食事の内容や摂取カロリーを見直し、改善していくことで痩せていくダイエット法です。

僕の心に響いたのは、「1日の摂取カロリーを1500キロカロリーに保ちなさい、ただし、何を食べてもいい」ということ。そのなかで、

「何を食べてもいい」

このワードにひかれました。

ダイエットって、「あれ食べちゃダメ。これを食べなきゃダメ」って言う人が多いですよね。

ところが、岡田さんは「何を食べてもいいんだよ。あなたは王様なのだ！　ポテトチップス？　食べていいよ。できるだけ美味しそうなポテチを買ってきて、袋のなかから大きくて分厚くて最高の5枚を選んで食べたら、袋に水道水を入れてしまう。こうすれば物理的に食べ過ぎることはない」と。

こんなにも直接的なことを言ってくれるダイエットの情報には、それまでに出会ったことがなかったので、衝撃的でした。

この本を読んで、「ダイエットは、1日1500キロカロリーを食べるゲーム」だとわかり、何でも食べていいならやってみようと、初めて本気でダイエットに取り組み始めたんです。

カロリー制限で「食べること＝悪」に⁉

岡田さんのダイエット法は、半年くらい続けることができて、10キロの減量に成功しました。挫折しなかったのは、ダイエット中なのに「何でも食べていい」という、今までの常識が変わったのが大きなポイントだと思います。ゲーム感覚で実践できたので、面白かったんです。

ところが、体重が順調に減っていき、半年ほどダイエットを続けていたある日、コンビニに行ったときに、「僕は、もう何も食べられない」と、立ち尽くしてしまいました。メンタルを病んでしまった人が勝手に涙を流してしまうような……、そんな感じでした。

何でも食べていいけれど、摂取カロリーは1日1500キロカロリーまで。そんなカロリー制限の日々を続けていたので、食べ物を買うときには常にカロリーを見ることが習慣になり、そのころには、食べ物を見ればだいたい何カロリーなのかがわかるようになっていました。

例えば、牛丼1杯は750キロカロリー。1日1500キロカロリーまでOKだから、1日に牛丼が2杯も食べられる。でも、満足感が得られないんですね。今思えば、糖質が多くてたんぱく質が少ないといった栄養が偏った食事が多かったからだと思います。もっと何か食べたい。でもカロリーが気になる。あめ玉ひとつでもカロリーをチェックしてしまう。そんなことを続けていたら、いつの間にか、

食べることが「悪」

っていう、拒食症の人が持ってしまうような感覚になっていたんです。

これはやばいと思って、少しずつ、カロリーを気にしないで食べるようにしていきました。一気に暴飲暴食をしたわけではありませんでしたが、元の食生活に戻るとともに、10キロ落ちた体重も徐々に戻っていき、完全にリバウンドしてしまいました。

糖質制限を知って「食べること＝正」に！

カロリー制限から元の食生活に戻している途中で、実は、今の自分につながるマンガ本と出会いました。

精神科医、心理学者で、マンガ原作者である、ゆうきゆうさんの『マンガで分かる肉体改造　糖質制限編』（少年画報社）です。

当時、あるスポーツジムのテレビコマーシャルで、短期間のダイエットで劇的に見た目が変わった姿がよく流れていて、どのような原理で痩せるのかなと興味を持ちました。そこで探ってみたところ、運動と、食事に関しては糖質制限だとわかりました。

そのときに「糖質制限って何？」と思って、インターネットで検索してみたところ、ゆうきゆうさんのマンガ本がヒットしたんです。

タイトル通り、糖質制限についてマンガでわかりやすく教えてくれる本で、糖質の恐ろしさ、糖質さえ食べなければ誰でもすぐに痩せられること、カロリー制限のダイエットには無理があることもわかりました。この本で学んだダイエットが、まさに、

「糖質ゾンビを避けるゲーム」

だったのです。

今度のゲームは、糖質を避ければいいだけなので、カロリーを気にする必要はありません。肉も魚も卵もチーズも食べていい!! すると食べることが楽しくなっていき、「食べること＝悪」から、「食べること＝正」に変わりました。それまでダイエット迷子でしたが、この本で僕は、

食事の楽しさを知り、標準体重になり、
人生が変わりました。

3か月で10キロ、半年で20キロ痩せて人生初の標準体重に！

ダイエットをしているほとんどの人は、朝起きると「今日は何を我慢しようか」と考えると思います。

しかし、ゆうきゆうさんの本を通して糖質制限ダイエットを知ってからは、目覚めると「さあ、今日は何を食べようかな？」に変わりました。

食べ物の量を減らすのではなく、食べる物の選択に変わったんです。

糖質制限でリバウンドをするとしたら、それは、自分が納得して食べるものを選んでいるのではなく、理由もわからずに「糖質を抑えてください！」と無理にやらされているから。

選べば何でも食べられる！　我慢をすることがない!!　そこさえおさえれば、このダイエットは、ほぼ勝ちのゲームです。僕は、MAX85kgだった体重が、

3か月でマイナス10kg、半年でマイナス20kgで、標準体重になりました。

本当にゲーム感覚で、楽しくて、ダイエットをしている感覚は全くありませんでした。リバウンドもなく、今も64kgをキープしています。食生活が完全に変わったんです。ただ、そこに行くまでには、ちょっとしたポイントが！

ごはん1杯はスティックシュガー18本分!!　溶けたどろどろのアイスクリームって砂糖の塊ですけど食べられます？　あれ？？？　いつも自分が食べているやつ、やべーよ……。そこがわかれば、もう自動的にゲームに参加、勝ったも同然です。

「食べて痩せる料理男子」誕生!!

糖質ゾンビを避けるゲームを始めた当初、「肉、魚、卵、チーズ……、ダイエットでも何でもいっぱい食べられる！　楽しい!!　面白い！！！」と、焼肉食べ放題やビュッフェで肉や魚や野菜を食べまくり、糖質ゾンビの米、小麦、砂糖、いもは避けまくっていました。でも、あるとき実質糖質ゼロのシュガーがあることを知って、

「砂糖の代わりに糖質ゼロシュガーを使えば、スイーツも食べられるかも？」

と思ったんです。さらに調べてみると、「おからパウダーが小麦粉の代わりになる！」「クリームチーズや生クリームも糖質が低いよね」とわかり、これらをかけ合わせれ

ば、「超低糖質スイーツができる!!」と確信しました。

すると今度は、「チーズケーキって何でできているんだろう?」「プリンは?」「クッキーは?」と、おなじみのスイーツをひとつひとつ分析していきました。

そして、自分が食べたいスイーツを、自分のために作り始めました。

ちなみに、糖質制限を始めるまでは料理経験は全くなし! スイーツを作るなんて考えたこともありませんでした。

糖質制限のメリットとして「自炊したくなる!」というのがあります。コンビニに行っても、目に飛び込んでくるのは「おにぎり、パン、お弁当……」、糖質ゾンビだらけだ」ってなる。「じゃあ、肉でも買って、家で焼こう」ってなるんです。

「自炊なんて面倒くさいんじゃない?」って思うかもしれませんが、本当にゲーム感覚で、楽しくて仕方がありませんでした。

以前の自分のように迷っている人がいたら、伝えたい! そんな思いから、「食べて痩せる料理男子」として、ダイエットレシピなどをＳＮＳで発信することを始めたんです。

僕のYouTubeは糖質制限ダイエットの応援チャンネル

現在登録者数20万人超の「食べて痩せる料理男子」のYouTubeチャンネルは、2020年にスタートしました。

僕のYouTubeのコンセプトは「糖質制限ダイエットの応援チャンネル」です。

ただし、「食べて痩せる〜」と言っていますが、僕のレシピを作って食べれば痩せるというわけではありません。我慢をなくすためのレシピ紹介動画です。

繰り返しになりますが、「我慢」っていう言葉が出てきたら、ダイエットは負けです。

デブの人が「痩せたい！　でも食べたい!!」となったときに、「ケーキが食べたい

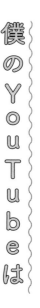

の？ 糖質ゾンビを避けながら食べられるケーキ、あるよ」「アイスクリームも食べたいよね？ あるよ」「チョコレートも食べたい？ だったら、これどう？」って、答えてあげる。そうすれば、食べたいものを我慢しないでいいですよね。

我慢することをゼロにする！ 我慢することを全てやめる!! みんなにダイエットに成功してほしいという思いをこめて、超低糖質レシピを作り、動画で発信しています。

実際、「ケーキを食べたいならコレ！」「プリンを食べたいならコレ！」「シュークリームを食べたいならコレ！」といった感じでスイーツレシピを紹介しています。もちろん、ひと口にケーキと言っても、チーズケーキ、レアチーズケーキ、ティラミス……とバリエーションはありますが、1ジャンルに対して様々なレシピがあると、どれを作っていいのかわからなくなるので、1ジャンル1品のレシピが基本です。

スイーツ以外の食事系では、お好み焼きやシチューなど、通常、小麦など糖質ゾンビが材料のものを、おからパウダーなどの超低糖質の材料に置き換えたレシピを紹介しています。

ダイエットに成功したことがない人に伝えたいこと

ＹｏｕＴｕｂｅのコメント欄で、僕が一番うれしいのは「糖質オフのいろんなレシピ動画を見てきたけど、食べて痩せる料理男子さんのが、一番簡単で、一番美味しかったです！」といったコメントです。まさにそこを目指しているからです。

ただ、ＹｏｕＴｕｂｅをやっていると、再生回数を追っかけがちになることも……。そのために、レシピ数をどんどん増やすことを考えるときもあります。

でも、むやみにレシピ数を増やしていけば単なるレシピチャンネルになってしまう。僕のコンセプトである「糖質制限ダイエット応援チャンネル」からは、外れていってしまいます。

この本でも、31のレシピを紹介しましたが、ダイエットに成功したいなら、超糖質オフのスイーツを作ることから始めるのではなく、

「糖質ゾンビを避けるゲームを始めましょう」

からスタートするのがポイントです。すでに気づいている人もいるかもしれませんが、僕の紹介するレシピは、糖質ゾンビを避けるという目的のために、どのレシピも全部置き換えなんです。

そこをおさえたうえで、糖質制限をゲーム感覚で楽しんでください。

僕はいつもみなさんに寄り添ったレシピを考えたいと思っています。何度も試作をして、本当に美味しいと思ったレシピだけをアップしています。

僕は、ダイエットに迷走していたときに、誰にも相談することができませんでした。だからこそ、ＹｏｕＴｕｂｅをはじめとする僕のＳＮＳを通して、誰かを救うことができたらいいなと思っています。

コメントをくださることが本当にありがたいですし、全てのコメントを必ず読んでいます。

「糖質制限」と「カロリー制限」の違いとは？

これまで話してきたように、最初僕は、カロリー制限ダイエットをやっていましたが、挫折しました。でも糖質制限ダイエットに出会い、20kg痩せて、標準体重になりました。そこで参考までに、改めて、カロリー制限と糖質制限について紹介します。
ただ、ダイエットをするかしないか、どんなダイエット方法を選ぶのか決めるのは、あなたです。あなたが「やりたい!!」と思ったら、糖質ゾンビを避けるゲームに挑戦したらいい。僕は、僕の経験から得たダイエットの真実を伝えるだけです。

カロリー制限とは？

❶食べる量を減らすこと
❷減らすということは、毎日「我慢する」ということ

❸今日は何を我慢しようかと考えるようになる
❹食べることが「悪いこと」と思ってしまう
❺シンプルにつらい
❻カロリー（量）を少なくすることにこだわり、栄養素を考えないことが多い
❼太っている人は食べることが好き。食べないということはハードルが高い
❽そもそも、食べる量を少なくできるなら太っていない
❾ごはんお茶碗半分になんてできるの？　それってポテトチップスを少しだけ食べてあとは明日に残すくらいできないんだが……

それに対して……。

糖質制限とは？

❶糖質を避けるだけで食べる量を減らさない
❷我慢しない（糖質だけがやベーやつだということを知ってるので）
❸今日は何を食べようかと考えるようになる

❹食べることが「楽しいこと」に思える
❺シンプルに楽しい（つらいことが全くない）
❻栄養素を見るようになる
❼自炊がしたくなる（料理が上手くなる）
❽なんならスイーツも簡単に作っちゃう
❾あれ？　これ、デメリットあるの？
あ、デメリットあったわ……。

「バランス悪いからやめなよ」と謎の勢力に言われること。

僕の経験では、「バランス悪いから、健康に悪いよ」と、お腹が出ている周りの大人に言われることがデメリットかな。

第 6 章

\ 食べて痩せる! /

1日の食事のとり方

糖質を避けて、ダイエット中でも好きなものを好きなだけ
食べる僕の食事のとり方を伝えるよ!

基本の考え方

この章では、僕が実践している毎日の食事について紹介していく。

繰り返しになるが、「食べ痩せダイエット」は、

米、小麦、砂糖、いもを避けるゲームだ！


ただただ、それだけの簡単なゲームだ。

で、実際の食事だが、何でも食べればいい。

何でも食べればいいと言われると、どうしていいか迷う人もいるかもしれないので、改めて、食べていいものを復習しよう。

肉、魚は全く問題ない！

肉と魚には糖質がほぼ含まれていないから、焼肉食べ放題に行ける！　サーロインステーキ150gの糖質なんて、1gもない。しかも、筋肉の素になるたんぱく質が豊富なんだから、食べないと損だ。

卵も素晴らしい！

糖質はほぼなく、肉や魚と同じく、たんぱく質が豊富。

ほかにも、チーズ、豆腐、野菜は糖質が少ない！

肉も魚も食べられて、チーズも豆腐も野菜も……ってことは……。

ん？　んんんん？　何か気づいてきたかな？

そう、いわゆるおかずは、だいたい何でも食べていい。

どう？　楽勝でしょ？　食事の組み立て方としては、

メインは肉か魚か卵から選んで、ごはんの代わりに豆腐や野菜を食べる!!

しかもお腹いっぱい。それだけのゲームだよ。楽勝じゃない？
肉と野菜をたっぷり食べるのは、鍋が最強！　簡単だし美味しいし！
ちなみに僕は、焼肉食べ放題もしゃぶしゃぶ食べ放題も、常連です（笑）。どちらも、肉、野菜、しゃぶしゃぶなら豆腐も好きなだけ食べられる楽園！　ごはんやカレーは食べないけどね。

ダイエット中におやつを食べたくなったときは……、

ナッツやチーズをかじればいい。

食事と同じで、おやつも、基本的には糖質ゾンビさえ避ければ、何でも食べられる！　我慢することなんてないんだよ。

朝ごはん編

朝はパンか？　ごはんか？　どっちも糖質ゾンビだぞ。
ゾンビを避ける食材というと……。何でもいいんだが、僕は、単純に夜にお腹いっぱい食べたいから、

朝はコーヒーだけ飲んでいる。

「ほら！　我慢してるやん！」って思われがちだが、そんなことはない。
「朝ごはんもりもり食べていいんじゃないの？」って言う人は、

食べたければ、肉でも魚でも好きなだけ食べればいい。

でも、朝から肉を焼きます？　がっつり食べます？　朝はたいていの人は忙しいので、食べたければヨーグルトやチーズをかじるのも、ありです。ただ、僕は面倒くさいので、朝7時くらいにコーヒーだけですませています。

最近、それが結果的に「オートファジー」というダイエット法にもなっていることに気づきました。オートファジーとは、1日のうち16時間は固形物を食べないで胃を休めるというダイエットで、16時間断食とも呼ばれています。僕の場合、朝食はコーヒーだけ。そして、12時にお昼ごはんを食べて、20時までに晩ごはんを食べる。それだけです。これだと、20時から翌日の12時までが、ちょうど16時間になります。

「そんなの、お腹がすくじゃないか！」って思います？　だいたい会社や学校って、9時からでしょ？　あっという間にお昼ごはんの12時になりますよ。そして、12時になったら、僕は思いっきり昼ごはんを食べます（笑）。

昼ごはん編

さあ、お昼ごはんです。何でも食べるといいぞ！

糖質ゾンビを避ければいいだけだから、肉や魚は何でも食べていい。卵もいいし、チーズもいい。野菜なら何でもいいし、豆腐も納豆もいい。

ところが、「よーし、こんなにいろいろと食べられる！」と思って、学校や会社の昼休みに外に出て周囲を見渡すと……。

ん？　んんんん？　ラーメン、うどん、カレー、パスタ……、定食屋さんでもごはんは必ず付いてくる。何でも食べていいのに、こんなにも世の中には白米と小麦粉があふれてるのか……。僕も、ゲームを始めたばかりのころは、まさにこんな感じでした。

でも、それなら簡単！

自分で作ろう！　お弁当だ。

肉、魚、野菜、卵、豆腐、野菜など、好きなだけ詰めればいい。肉を焼いて、卵焼きを作って……。野菜炒めに肉をたっぷり入れて、お弁当箱に詰めれば最高だ！　お腹いっぱい食べられる。普通、ダイエット中のお弁当と言えば、サラダチキンに海藻サラダに……といったイメージだけど、

糖質ゾンビさえ避ければ、好きなものを好きなだけ。

自由にタッパーに詰めて持っていけばＯＫ。僕が最初のころに作ったお弁当は、とんかつ用の厚切りの豚肉をステーキのように焼き、たっぷりの野菜炒めと一緒に詰めたものだった。めちゃくちゃ贅沢だなって思ったね。

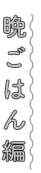

晩ごはん編

さてと、学校や会社から帰ろうか……。

今日の晩ごはんはどうしようかなと思い、ちょっと周りを見渡しながら帰ってみると、目に飛び込んでくるのは、ラーメン店、牛丼店、カレー店、有名ハンバーガーチェーン店やドーナッツチェーン店、パスタが人気のファミレス……。どれも白米と小麦粉の糖質ゾンビだらけ。

あっ、コンビニが見えてきた。コンビニをのぞいてみると、ラーメン、菓子パン、おにぎり……。お菓子コーナーは、小麦粉、ポテト、砂糖のオンパレードだ。

もう食べるところも、食べるものもない。そんなふうに糖質ゾンビを避けて帰ると見えてきたのは、みんなのオアシス、スーパーだ！

スーパーマーケットは宝の山だ！

肉の塊を買うぞ！　刺身も買っちゃうか！　納豆も豆腐も食べよう！　あ、卵だな！　卵でオムレツでも作るか！　チーズを入れちゃうのもいいな！　そう考えたら、楽しくなってくる。僕は、こんな感じで、料理男子になっていきました。

自炊、最高じゃん！　鍋でも作るか。

糖質ゾンビを避けて自炊をするようになると、誰でも行きつくのがお鍋です。肉、魚、野菜、豆腐……が揃ったら、お鍋にぶっこむだけ。一番ラクに作れて、お腹いっぱい食べられる。豆乳鍋もいいし、キムチ鍋もいい。僕の経験から、毎日、鍋を作って食べていたら、勝手に痩せていくと思いますよ。ちなみに僕が好きな鍋は、いわゆるだし系のシンプルな味です。

外食編

さあ来たぞ！　外食だ！　もう、好きなだけ食べるぞ！　肉、魚、卵、野菜、豆腐など、お腹いっぱい食べようぜ！　ということは……、

外食なら、焼き肉食べ放題でしょ！

肉とサラダをたっぷり食べればいい！

しゃぶしゃぶ食べ放題もいいぞ！

肉たっぷり、野菜たっぷり、豆腐もたくさん食べられる！　最高だ！

バイキングもいい！

さあ、皿を持って取りに行くんだ！　目当ては、もちろん！　お肉だ！　魚だ！

スクランブルエッグとかオムレツもいいな！　サラダも食べ放題だ！

ただしカレーライスやパンなんかは糖質の塊だ！

グラタンやパスタも小麦の悪魔だ！　避けながら、肉と魚をたらふく食べろ！

ダイエット中に、食べ放題なんて意外？　いやいや、糖質ゾンビを避ければいいだけだから、好きなだけ食べておいで。

ダイエットで大事なのは、量ではなく「何を食べるか」、ただそれだけ。白米や小麦の食べ物はゾンビに見えるから、食べられなくてつらいなんて思うこともない。まさにストレス０％！　僕は食べ放題に行くと、いつもお腹パンパンになって帰ります。

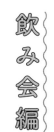

飲み会編

ダイエット中の飲み会でも、全く怖くない。

「さあ、始まったぞ！　糖質ゾンビを避ける戦いの開幕だ！」

お酒はビールや日本酒はやめとこうか。

麦や米でできてるから糖質多めだよね。

飲むなら、ウィスキーや焼酎にしておこう。

ハイボールとかだね。ただ、カルピスサワーみたいに甘いもので割ったやつはやめておこう。
次は、おつまみだ。
初手は、冷奴か？　きゅうりの１本づけか？　おっと、誰だ？　ポテトを頼んだのは！　フライドポテトはいらないぞ！　誰かに食べてもらおう！

焼き鳥はいいぞ！

もちろん塩だ！　タレは砂糖たっぷりだから隣に回せ！

刺身もいいぞ！　焼き魚もＯＫだ！

串カツ、天ぷらは微妙だな……。なぜなら、衣がやばい。やめておけ！
米、小麦、砂糖、いもを避けるだけで飲み会でも何だって食べ放題だ！
飲み会は、お酒もそうだけど、結局はつまみで太るんだよ。

プロテインって、敵？　味方？

「プロテイン」と聞いて、あなたはどんなことをイメージしますか？　筋トレするマッチョな人が飲むもの？
デブな私には全く関係ない……。
そんな感じで当たってます？

シンプルに整理すると、「プロテイン」とは、「たんぱく質」を表す英語のこと。さらに日本では、たんぱく質を主成分にした粉末やサプリメントなどのことを、プロテインと呼んでいます。

たんぱく質は、私たちの髪、爪、肌、体などを作るために必要不可欠のものです。自分の体重1kgに対するたんぱく質の摂取量の目安は、一般的な成人で1kgあたり1g、筋肉を作りたい人なら1kgあたり2g。これは、卵なら約10個、牛乳なら約2ℓ、ステーキなら約400g相当です。でも、ダイエット中は、そんなに食べられない。
そこで、食事では足りないたんぱく質を補うのに重宝するのが、プロテイン!!　手軽に、たんぱく質を増やすことができます。ちなみに、プロテインは、たんぱく質がめちゃ多くて、脂質や糖質はめちゃ少ないです。

だから、糖質ゾンビを避けるゲームをしていて何か食べたい、おやつが欲しいと思ったときに、どんなものを食べていいか迷ったら、プロテインを飲むのもいいです。プロテインは、糖質ゾンビを避けるゲームの味方です。

巻末
スペシャル

背中を押してくれる!

食べ痩せ名言集

糖質ゾンビにつかまりそうになったときに、気持ちを
奮い立たせてくれる名言10選!　あなたの心に響くのは?

食べ痩せ名言 1

ダイエットは「どれだけ食べないか」ではなく「何を食べるか」

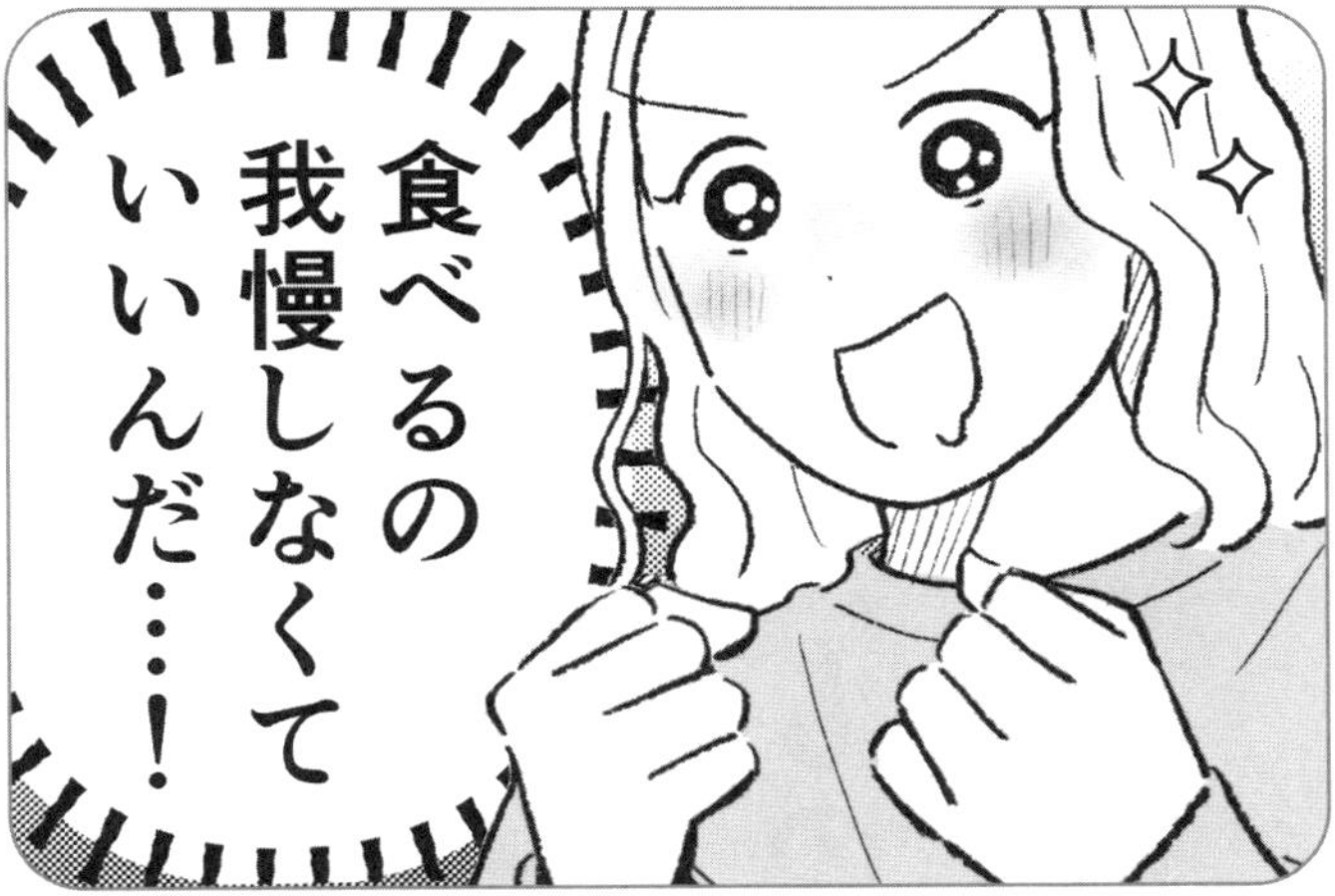

僕がYouTubeで発信している動画は、毎回この言葉から始まります。

カロリー制限ダイエットでは失敗続きの僕でしたが、この言葉に気づいたことで、半年で20kg痩せて憧れの標準体重になりました。

痩せるのに「我慢」は必要ありません。理想の体型を手に入れるには、「どれだけ食べないか」ではなく、「何を食べるか」を自分で決めることが大切です。

大丈夫。誰でも痩せられます。

食べ痩せ名言

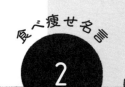

2

今日食べたものは
誰かが
決めたものではなく
全てあなたが決めたもの

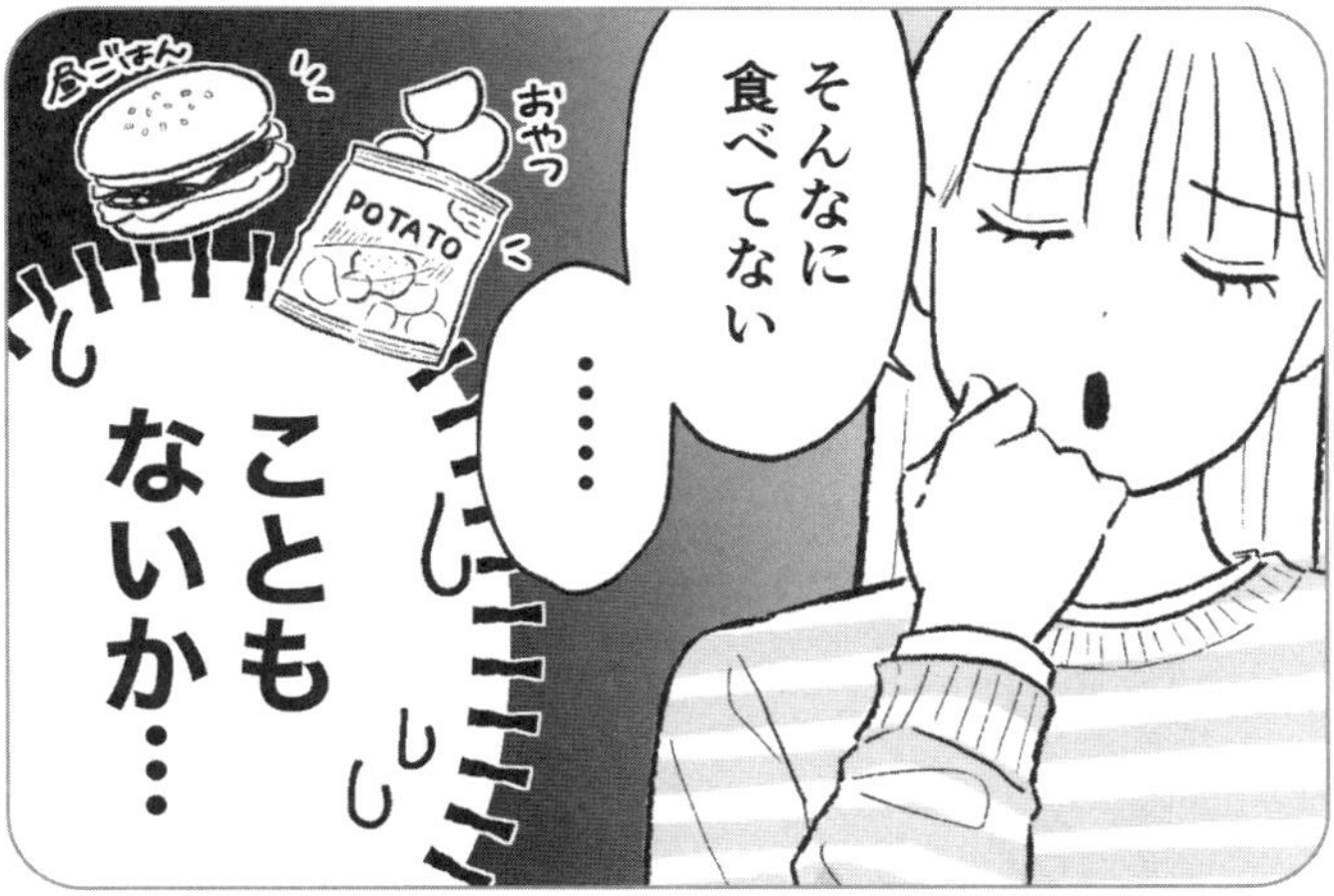
昼ごはん
おやつ
POTATO
そんなに食べてない
……
こともないか…

「そんなに食べていないのに痩せないのよね」あるいは「私、何を食べても痩せないの」などと言っている人に、この言葉を捧げます。

「いやいや、あなたが食べたものは、全てあなたが決めているでしょ。誰かに口のなかにザーッと入れられたわけじゃないでしょ」って。

自分で何を食べるか決めて痩せる、それがまさに「食べて痩せる」ダイエットです。

ちなみに、この言葉も僕がダイエットに成功したときに実感したことであり、今も心にとめています。

食べ痩せ名言

3

食事は
最高の知識
誰でも
身につけることができる

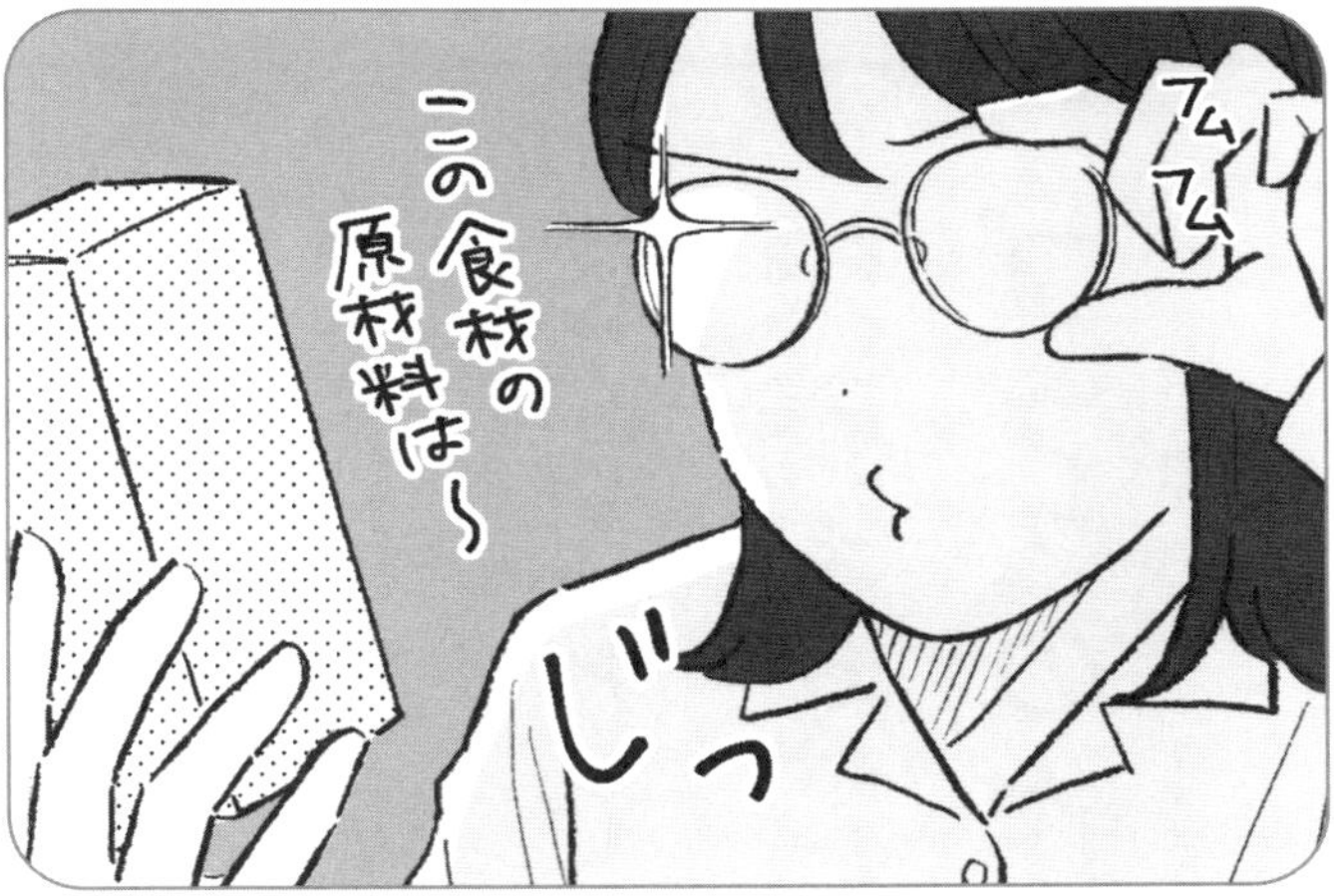

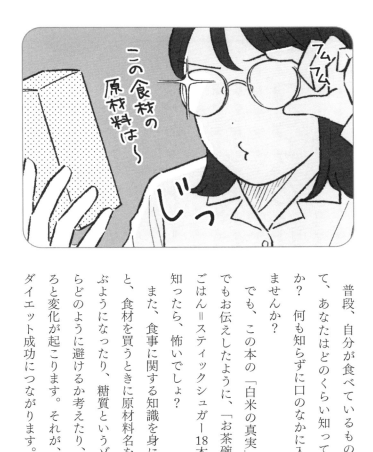

普段、自分が食べているものについて、あなたはどのくらい知っていますか？　何も知らずに口のなかに入れていませんか？

でも、この本の「白米の真実」（P20）でもお伝えしたように、「お茶碗1杯のごはん＝スティックシュガー18本」って知ったら、怖いでしょ？

また、食事に関する知識を身につけると、食材を買うときに原材料名を見て選ぶようになったり、糖質というゾンビからどのように避けるか考えたり、いろいろと変化が起こります。それが、まさにダイエット成功につながります。

食べ痩せ名言

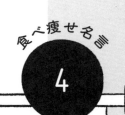

4

食べるということは悪いことではなく栄養を体に入れるプラスの作業

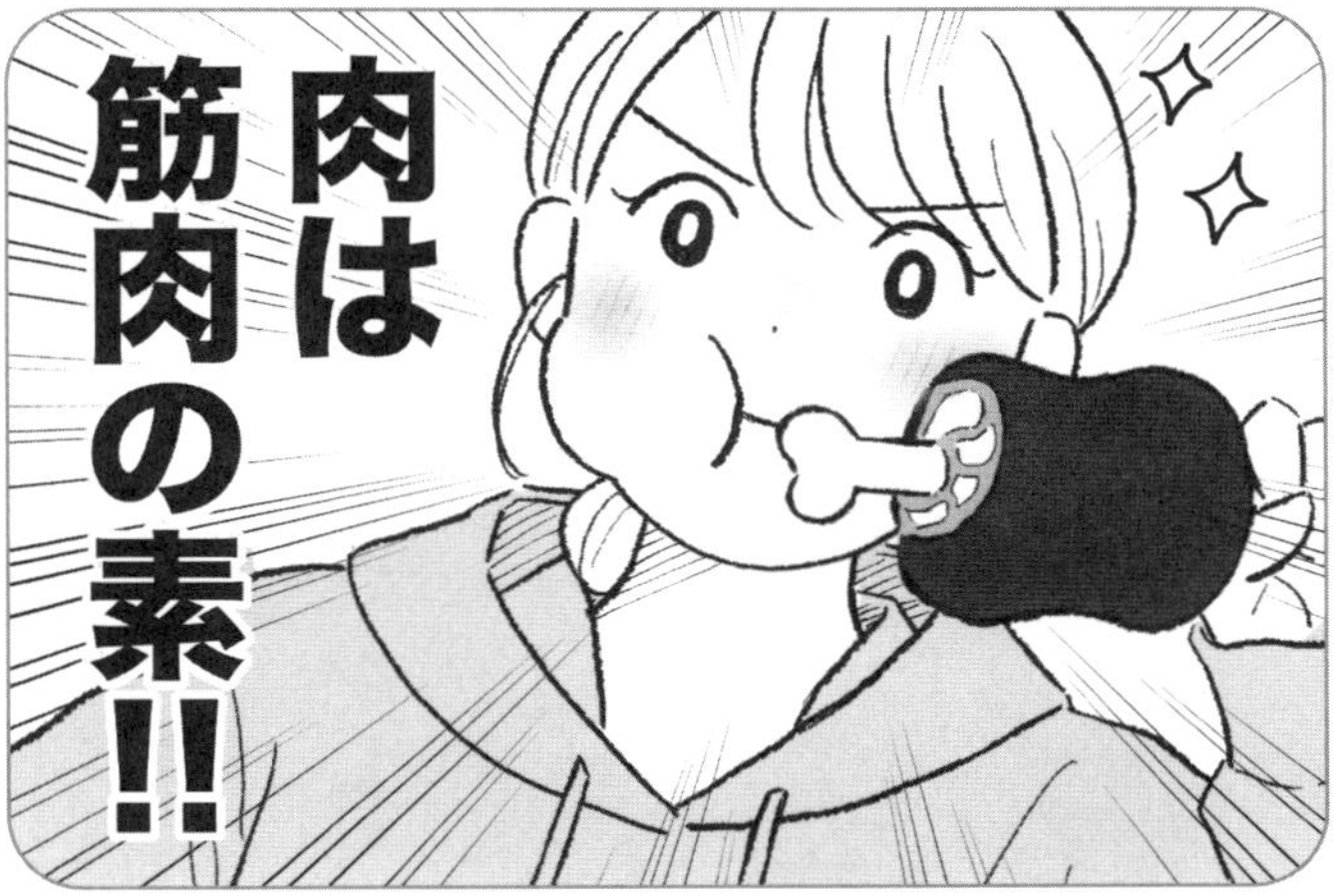

ダイエットをしていると、「食べちゃダメだ……」ってなることがよくありますよね？　これは「食べること＝悪いこと」というマインドです。

でも、それは違います。食べることはマイナスではなく、栄養を体に入れるプラスの作業。このことに気づいて、ダイエット中の僕のマインドは「食べること＝楽しいこと」に変わりました。「肉で筋肉の素になるたんぱく質をとろう」という意識に。食べることが楽しくなり、ストレスもなくなりました。

食べ痩せ名言

5

ダイエットは
裏切らない
いつだって裏切るのは
自分じゃないか

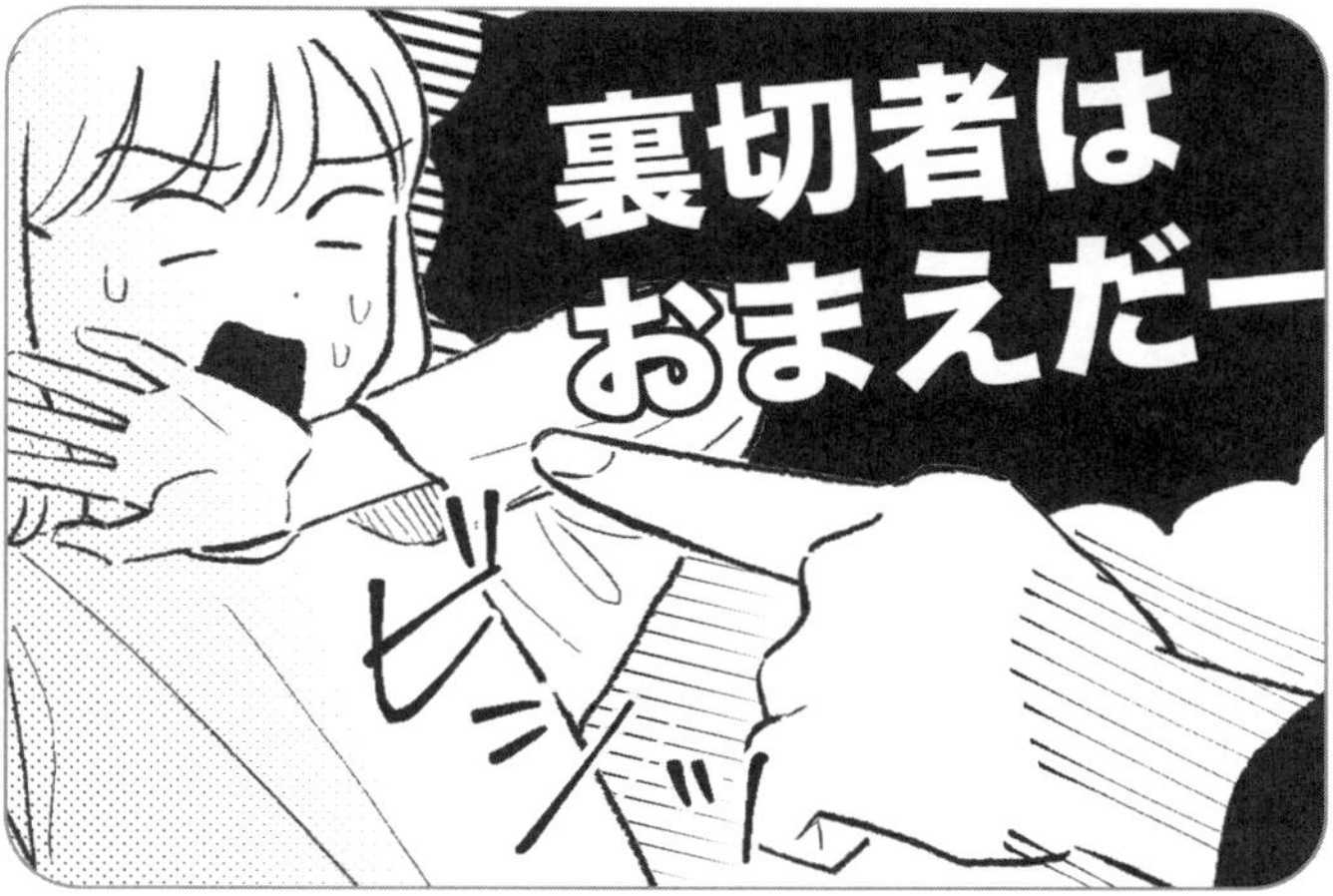

「今度こそ痩せよう！」

そう決めたはずなのに、よく食べていたカレー屋さんの前を通ったときに「今日くらい、食べてもいいか〜」と店に入ってしまったのは誰ですか。

「ジムに行って痩せよう！」と思ったのにいつの間にかジムに行かなくなるのは誰でしょう。

ダイエットに挫折してしまうのは、ダイエットの方法が悪いわけじゃない。いつだって「ま、いっか」って裏切るのは、自分なんです。

食べ痩せ名言

6

大金持ちには
なれないかもしれないが
標準体重には
誰でもなれる

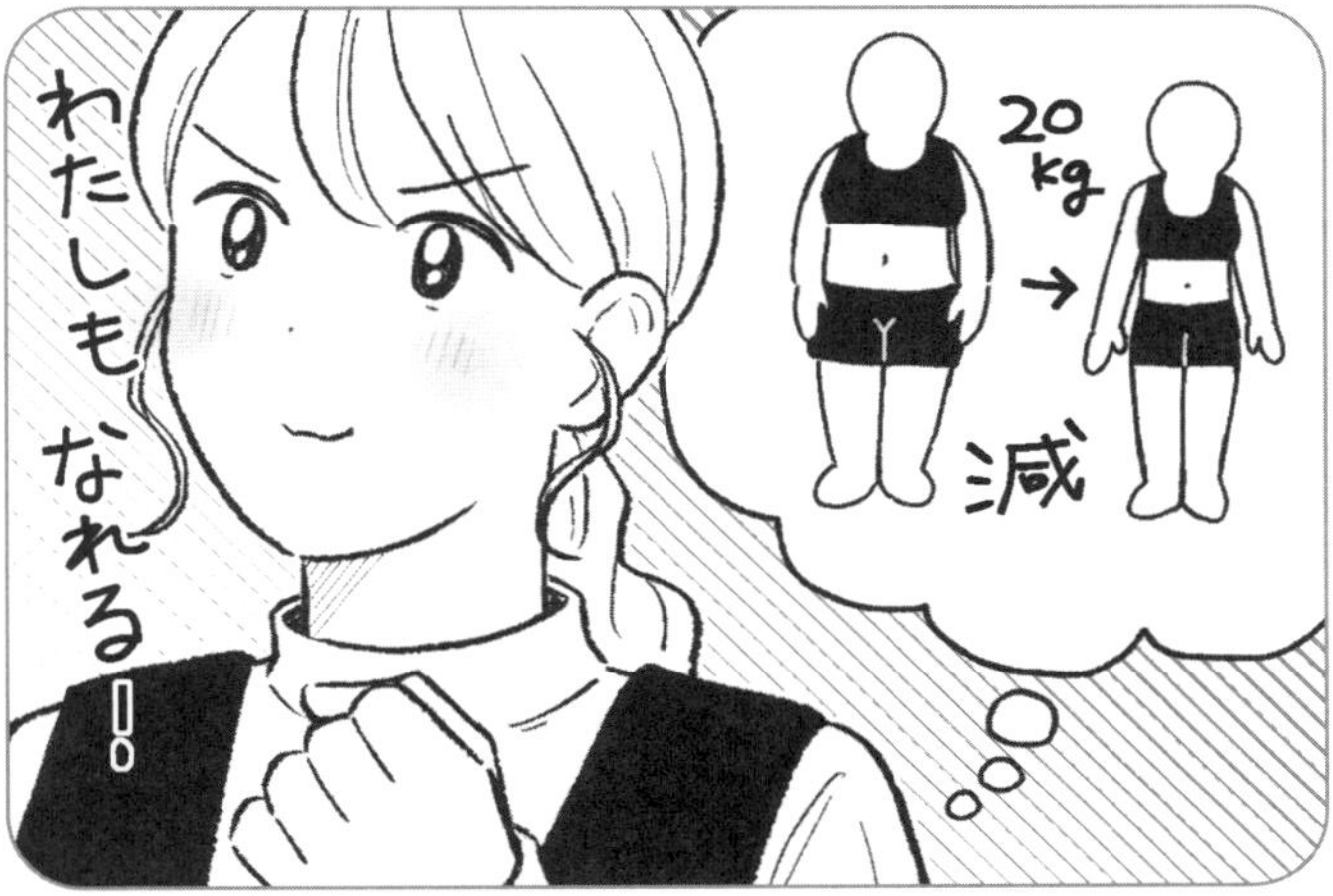

億万長者になろうと思ってもなれないかもしれない。首相や大統領になろうと思っても、誰にでもなれるものじゃない。

でも、遺伝や体質、病気などで難しいケースもあるかもしれないけれど、なろうと思えばみんな標準体重になれる。１００人いたら、１００人が標準体重になれるんです。

全てはあなた次第。

一歩踏み出すか、それとも太ったままなのか。

食べ痩せ名言 7

ダイエットで悩んでる？
どれでも好きなものを
やればいい
何をやっても痩せられる
続きさえすれば

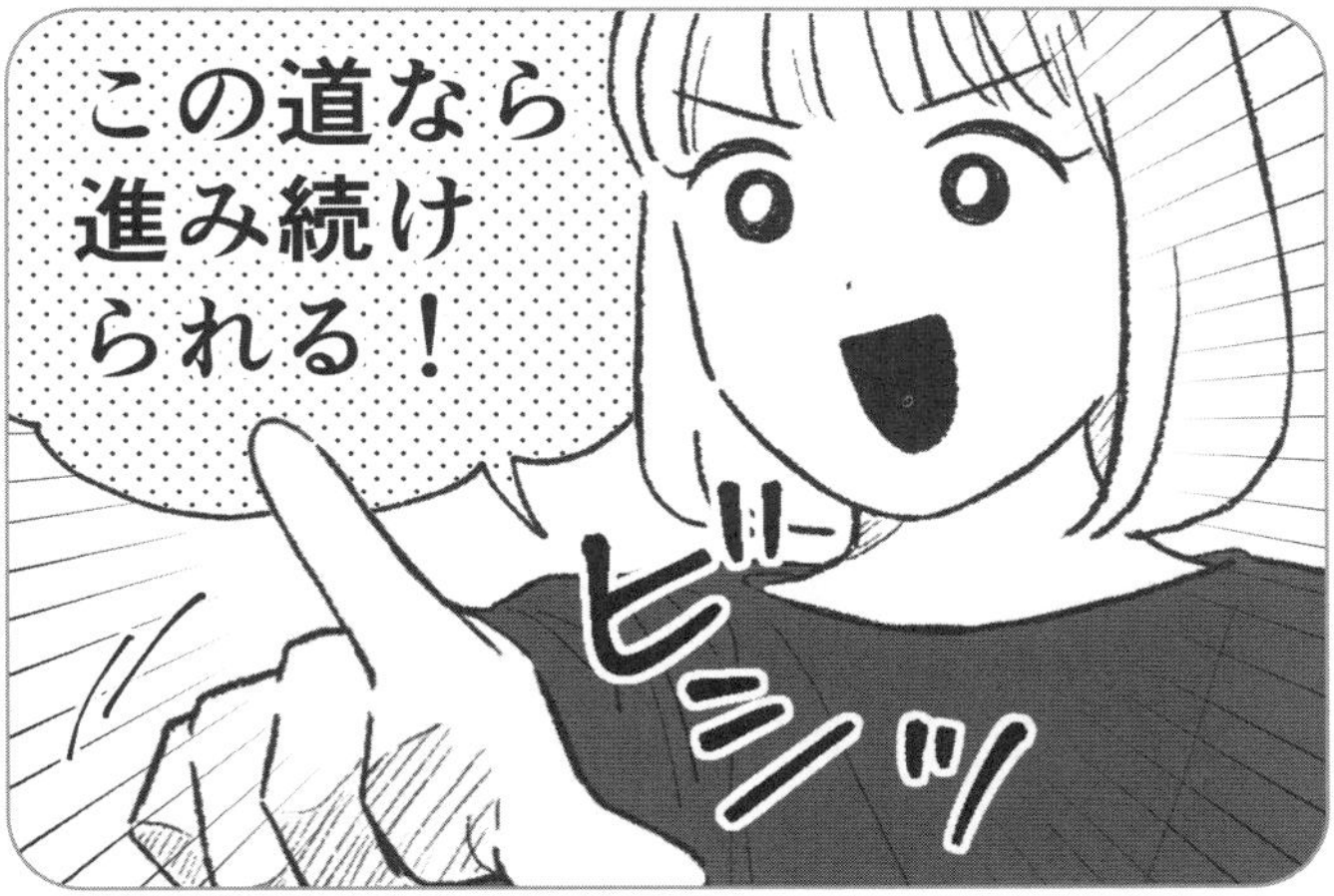

ダイエットって、僕のように「糖質というゾンビを避けるゲームを楽しもうぜ！」って言う人もいれば、「ダイエット中でもごはんを食べなきゃダメだよ」って言う人もいる。「食事制限よりも運動だよ」って言う人もいます。
おそらく、その全てが正解。だから、その人が言っていることを、その人と同じようにずっと続けることさえできれば、どんなやり方を選んでも痩せるんだ。でも、なかなか続かない。「続けられること」、それを見つけることがダイエット成功のカギです。

食べ痩せ名言

8

2キロ痩せると自分が気づく5キロ痩せると他人から言われる

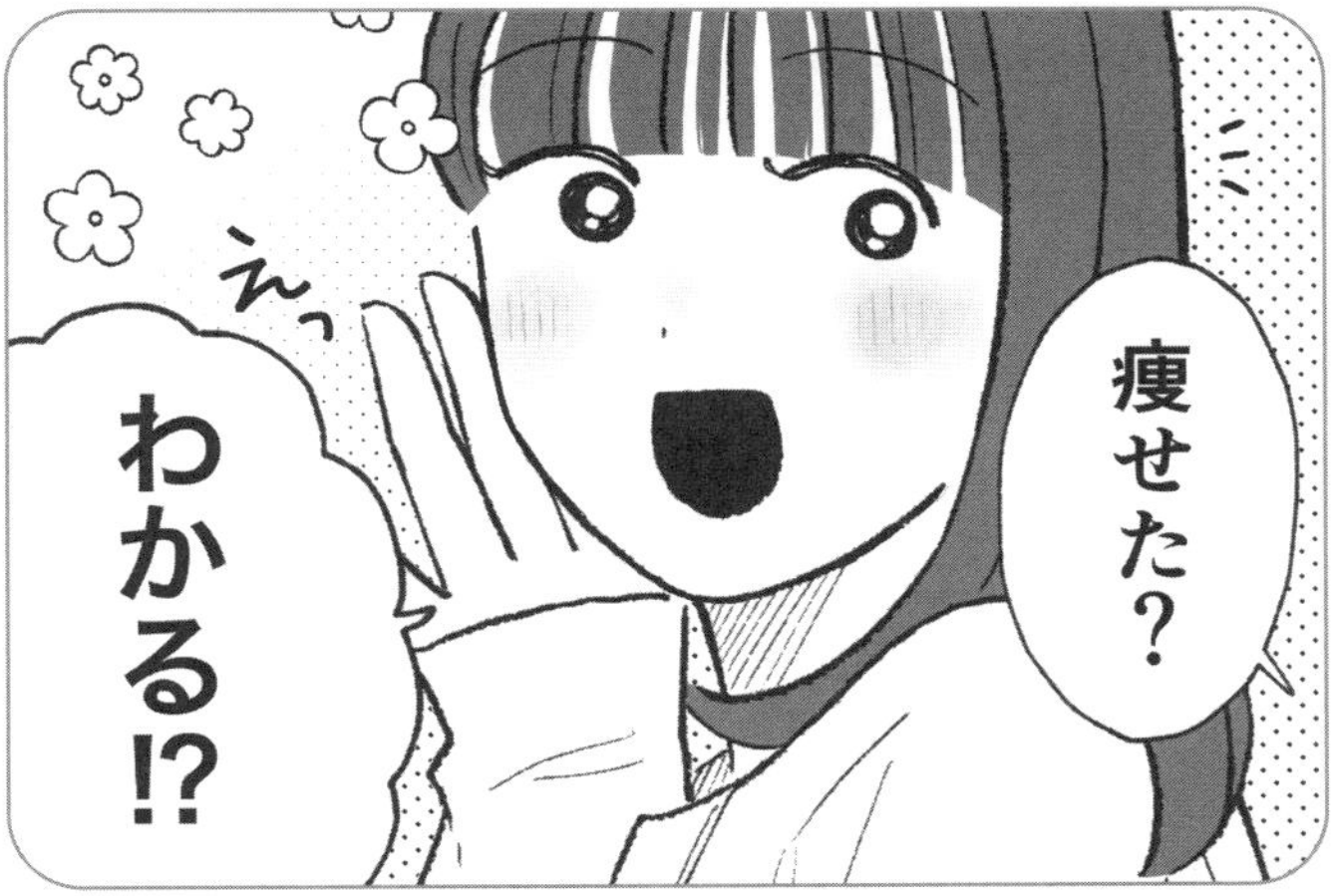

ダイエットを始めて2キロ痩せると、鏡の中の自分の変化に気づき、5キロ減ってきたあたりで、周囲から「あれ、何か変わった？」と言われ始める。そう言われるとうれしくなるし、ダイエットがますます楽しくなります。

「ごはんを食べないとバランスが悪いよ」と言う、アンチ糖質制限の人たちには、糖質ゾンビを避けるゲームは教えたくないっていうのが本音です(笑)。

食べ痩せ名言 9

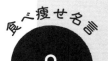

10キロ痩せると
整形レベル
体型が変わると
人生が変わる

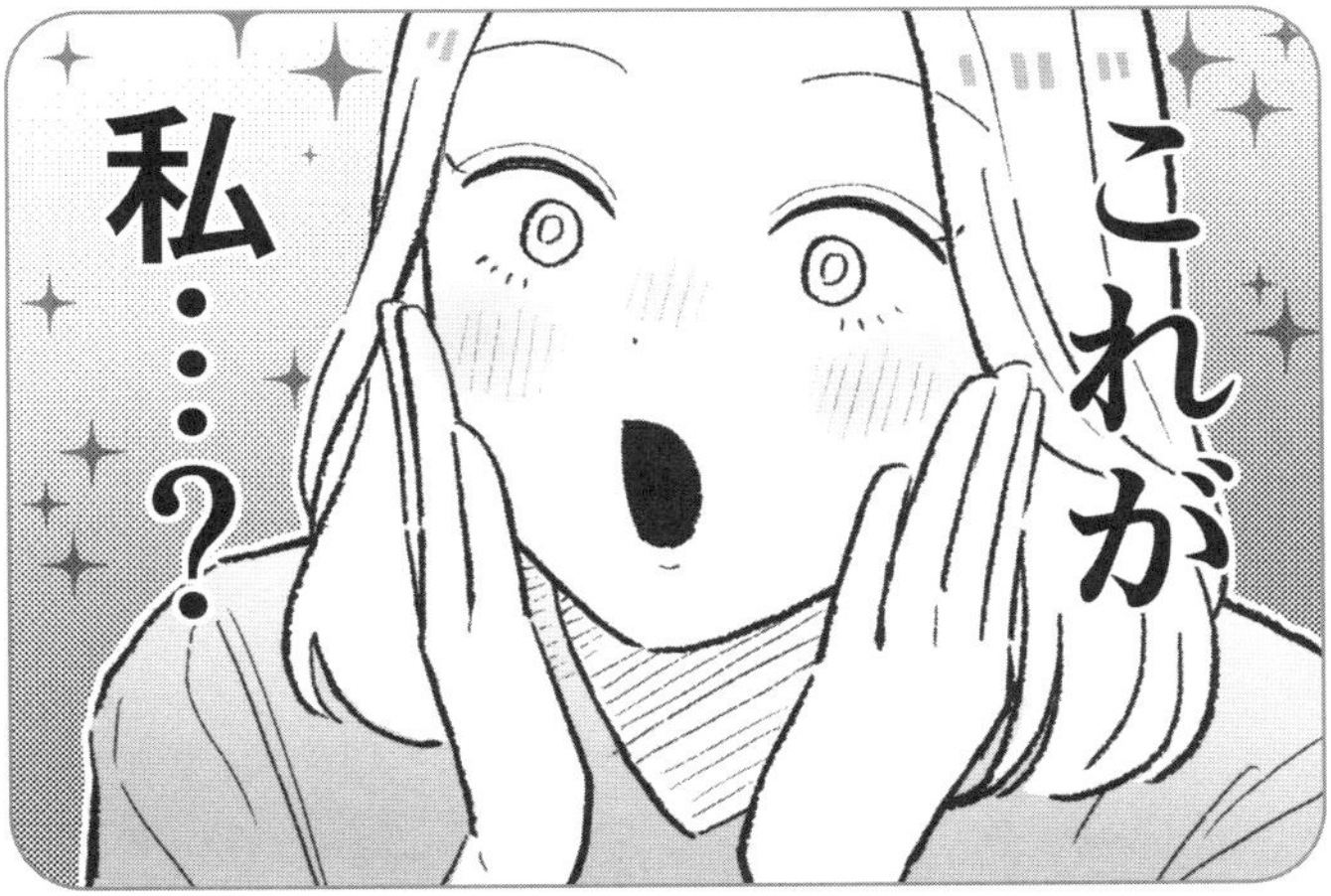

僕は、糖質オフで「食べて痩せる」ことで、ＭＡＸ85キロだった体重が、64キロの標準体重になりました。

20キロまでいかなくても10キロ痩せたら、顔の形が整形手術をしたレベルで変わります。

世の中は、どうしてもルッキズム（外見至上主義）の傾向があるので、仕事でも、パッと見て痩せていて美しい人の言葉って、周囲から信じてもらいやすいですよね。政治家でも、かっこいい、美しい人に票が集まりやすいのは事実。

体型が変われば人生が変わります。

食べ痩せ名言 10

一生その姿で
生きるか
それとも
新しい自分に出会うか

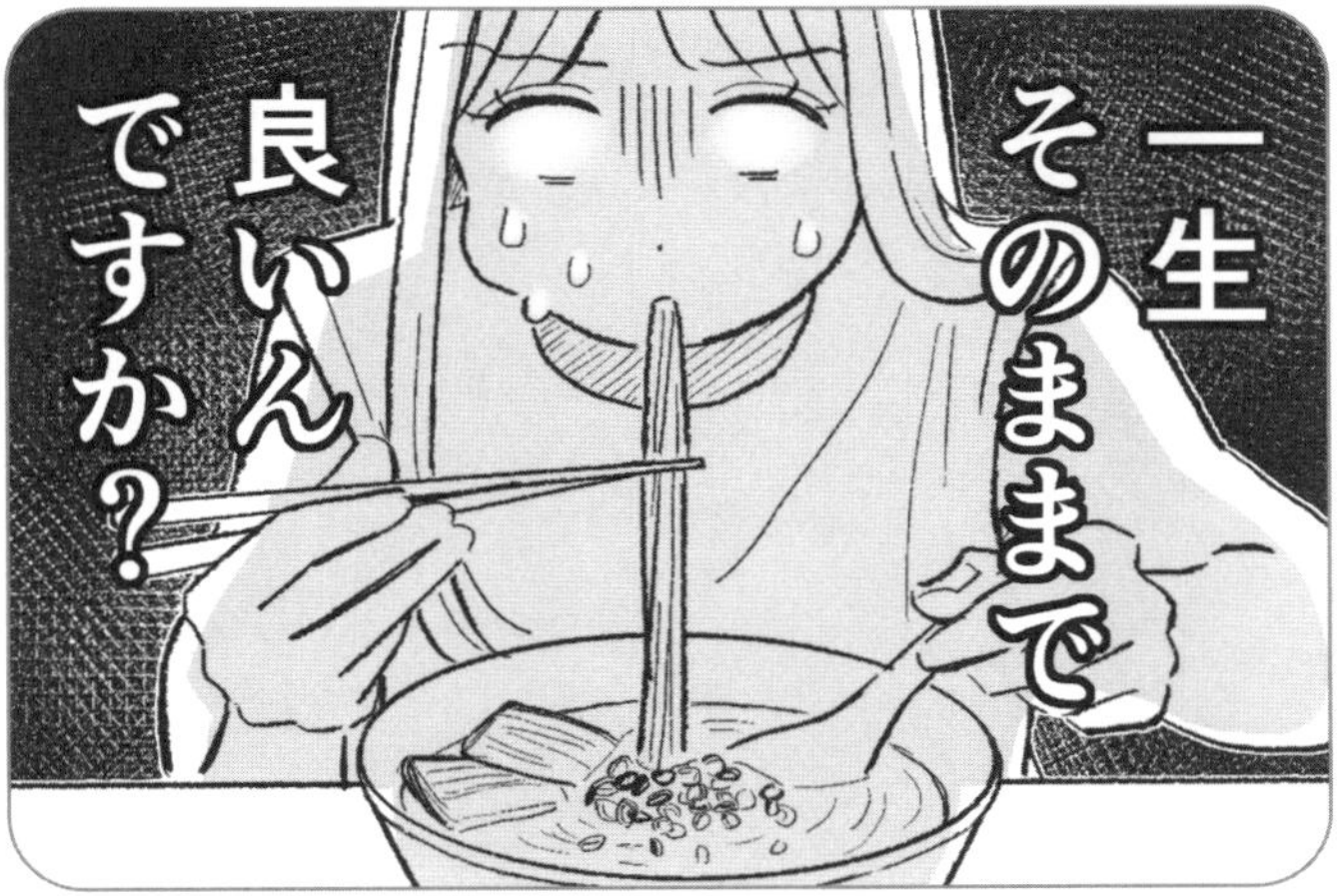

糖質ゾンビを避けるゲームを始めたものの、「でも、ラーメンって、おいしいんよねえ……。食べたくなるんよねえ……」って言う人がいますが、「食べたかったら食べればいいじゃない」と思います。今すぐこの本を閉じて、食べたいものを食べたらいい。今のままの姿で、これからも生きていったらいい。

一生その姿で生きるか、
それとも新しい自分に出会うか、
決めるのはあなたです。

エピローグ

ゲームをやってみてどうだった?

このページまでたどりついた君たちは、糖質ゾンビを避けるゲームに参加し、きっと途中でこの本を閉じることなく、ゾンビを避けて生き残ったんだよね……。

糖質ゾンビを避けるゲームをやってみてどうだった?

食材や食べ物を買うときには、原材料名を見るようになったよね?

自炊するようになったよね？
糖質を避ければいいだけで、何でも食べられるってわかったよね？
糖質の多い食材を糖質オフや低糖質に置き換えて、
スイーツが食べられることもわかったよね？
糖質三昧のおかずも、置き換えて簡単に作れば、食べられるってわかったよね？

このゲームに参加し、生き残ることができて、おめでとう！

ゲームを通して、君たちには、食べ物に対する知識、食べることへの感覚が、自分のなかにできたよね。これからは、僕がいなくても大丈夫。今までよくがんばった！

さあ、ここから、君たちは自由だ!!

これからは、糖質制限からカロリー制限にチェンジするのもよし、筋トレをするのもよし、運動器具を使って細マッチョを目指すのもよし、さらにハードルが高いダイエットに挑戦するのもよし……。

扉を開いて、自分の好きなように羽ばたいて行きなさい!!

人が「痩せたい！」って思ったときに、「我慢することを全てやめる！」ことが第一だから、「走らないでくれ！　腹筋しないでくれ！　食べる量を減らさないでくれ！　好きなだけ食べてＯＫ！」って、最初に伝えたんだよ。

そして、「さあ、糖質ゾンビを避けるゲームを始めましょう！」ってね。

今までいろいろなダイエットに挑戦してきてうまくいかなかった人、ダイエット初心者ならより一層、「糖質を避けるだけ」、その1点だけに集中しようぜ!!　あとは好き放題食べていい、お腹いっぱい食べていい。それならできるよね？　続けられるよね？　糖質以外は何も考えなくていいよっていうメッセージでもあったんだよね。

ダイエットは心理学のゲーム

僕は、ダイエットは心理学のゲームだと思っています。
これまでも何度も言ってきたけど、

我慢というワードが出る人は、
どんなダイエットをしても失敗します。

逆を言えば、

我慢ということをしていない人は、
どんなダイエットにも強い！　うまくいきます。

具体的には、「パンとかごはんとかラーメンとか、美味しいけど糖質多いから避けないとなあ……」って我慢しながら糖質ゾンビを避けるゲームをしている人は、続きません。「パン?? ? ラーメン?????? そんなの砂糖の塊と同じやん! 怖ああああああ」と理解した人は、勝ち残るという意識もせずに、必ず勝ちます。痩せます。

それには、まずは「ごはんと砂糖の塊はほぼ同じじゃないか!」ってことを知ることでしょうね。

この本は、僕が太っていた時代に「こんな本があればよかったのになあ……」という思いで、過去の自分に向けて書きました。

いろんなダイエットをしたけれどひとつも成功したことがない人
痩せたいけれど何をすればわからない人
食べることが大好きで我慢することができない人

そんな人たちに、僕はこういうやり方で世界が変わったということを伝えただけです。一人でも多くの人が、僕のように世界が変わればいいなと思っています。

2024年7月

食べて痩せる料理男子

食べて痩せる料理男子

かつてさまざまなダイエットにチャレンジするも挫折し続けてきたが、「ダイエットは我慢することではない」「痩せたいなら痩せようとしてはいけない」ことに気づき、マイナス約20kgのダイエットに成功。YouTubeで紹介する糖質オフのスイーツ動画が人気。自分のリアルな糖質制限の経験を、今まで一度もダイエットに成功したことがない人へ向けて語りたいと、初めて筆をとった。大学時代は心理学を専攻。

●YouTube　食べて痩せる料理男子
●X　@tabeyasekun

一生《いっしょう》スリムをキープ！
ストレス0%《ぜろぱーせんと》　食《た》べ痩《や》せダイエット
2024年9月3日　初版発行

著者／食《た》べて痩《や》せる料理男子《りょうりだんし》
発行者／山下　直久
発行／株式会社KADOKAWA
〒102-8177　東京都千代田区富士見2-13-3
電話：0570-002-301（ナビダイヤル）
印刷所／TOPPANクロレ株式会社
製本所／TOPPANクロレ株式会社

●お問い合わせ
https://www.kadokawa.co.jp/（「お問い合わせ」へお進みください）
※内容によっては、お答えできない場合があります。
※サポートは日本国内のみとさせていただきます。
※Japanese text only
定価はカバーに表示してあります。

ISBN 978-4-04-607042-5 C0077